大人の自閉症スペクトラムのための
コミュニケーション・トレーニング・マニュアル

監修
加藤 進昌

執筆・編集
横井 英樹　　五十嵐 美紀
小峰 洋子　　内田 侑里香　　月間 紗也

星 和 書 店

Seiwa Shoten Publishers

2-5 Kamitakaido 1-Chome
Suginamiku Tokyo 168-0074, Japan

Communication Skills Training Manual for Adult with Autism Spectrum Disorders

by
Nobumasa Kato
Hideki Yokoi
Miki Igarashi
Yoko Komine
Yurika Uchida
Saya Tsukima

Copyright © 2017 by Seiwa Shoten Publishers, Tokyo

はじめに

　この冊子は「発達障害専門プログラム」を実施する治療者・スタッフのためのマニュアルです。平成25年／26年度厚生労働省障害者総合福祉推進事業から助成を受け，作成しています。

　ここで扱う発達障害は知的に遅れのない成人期の自閉症スペクトラム（以下ASDとする）のことを指します。知的に遅れのないASDの方は幼少期に発達の指導を受けていない，あるいは受けていても軽微な障害であると判断され，生活のしづらさを感じながらも成人期に至るまで医療に繋がらなかった方が多いとされています。知的水準の高さから対処できることは多いものの，失敗体験が多いため自己肯定感が低いことや，コミュニケーションや社会性の特徴が残存していることなどが問題として挙げられます。

　近年，発達障害の認識の高まりとともに，医療受診者が急増していますが，薬物療法や精神療法での対応は限界があり，心理・社会的アプローチが期待されています。

　学校法人昭和大学では2008年より発達障害専門外来・デイケアを開設し，プログラムを展開して参りました。プログラムの有効性の検証を繰り返しこのマニュアルが完成しました。

　発達障害支援の輪を広げるために，多くの医療機関・支援機関の皆様にご活用いただけると幸いです。

平成29年2月

昭和大学発達障害医療研究所　所長
公益財団法人神経研究所附属晴和病院　理事長
　　　　　　　　　　　加藤　進昌

目　次

はじめに ……………………………………………………………………………… iii

プログラムを始める前に

プログラムの概要 …………………………………………………………………… 2
プログラムの構成について ………………………………………………………… 7
メンバー／スタッフの構成 ………………………………………………………… 8
プログラムに必要なもの …………………………………………………………… 9
各マニュアル ………………………………………………………………………… 10
　①始まりの会 マニュアル　10
　②帰りの会 マニュアル　11
　③ウォーミングアップ マニュアル　12
　ウォーミングアップ紹介　12

プログラム

第1回　オリエンテーション・自己紹介 ………………………………………… 17
第2回　コミュニケーションについて …………………………………………… 21
第3回　あいさつをする／会話を始める ………………………………………… 29
第4回　障害理解／発達障害とは？ ……………………………………………… 37
第5回　会話を続ける ……………………………………………………………… 43
第6回　会話を終える ……………………………………………………………… 51
第7回　ピア・サポート① ………………………………………………………… 57

第8回	表情訓練／相手の気持ちを考える	61
第9回	感情のコントロール①（不安）	69
第10回	感情のコントロール②（怒り）	77
第11回	上手に頼む／断る	81
第12回	社会資源を活用する	91
第13回	相手への気遣い	103
第14回	アサーション（非難や苦情への対応）	109
第15回	ストレスについて	117
第16回	ピア・サポート②	127
第17回	自分の特徴を伝える①	131
第18回	自分の特徴を伝える②	139
第19回	相手をほめる	145
第20回	振り返り／卒業式	151

資料

資料1	プログラムの目的	156
資料2	始まりの会 司会進行表	157
資料3	帰りの会 司会進行表	158
資料4	第2回プログラム使用教材	159
資料5	第6回プログラム使用教材	162
資料6	第7回プログラム使用教材	170
資料7	第9,10回プログラム使用教材	172
資料8	第11回プログラム使用教材	183
資料9	第14回プログラム使用教材	199

参考文献 …… 204

プログラムを始める前に

プログラムの概要

大人の自閉症スペクトラム専門プログラム

　発達障害は，従来子どもの障害で児童精神科の領域と考えられていたが，社会的な認識の広まりとともに大人になって初めて問題が表面化するケースが増加している。彼ら・彼女らの多くは知的能力の高さや周囲の援助によって成人するまで大きな問題として表面化しないことがある。しかし，就職や異動などの環境変化への適応・対処に困難を感じ，精神的，社会的に大きな問題を抱えてしまうことがある。昭和大学附属烏山病院（以下，烏山病院という）では 2008 年より成人期の発達障害専門外来およびデイケアを開設し，自閉症スペクトラム（Autism Spectrum Disorder：以下 ASD という）を中心に支援を行ってきた。ASD の治療においては有効な治療薬がないため，苦手とする対人技術や生活に取り入れられる工夫などについて学ぶ心理社会的な支援が必要と考えられている。

　本プログラムの対象となるのは大人の ASD である。ASD はアメリカ精神医学会による診断基準（DSM-5：Diagnostic and Statistical Manual of Mental Disorders Fifth Edition）で規定されている診断名であるが，WHO による ICD-10 では広汎性発達障害（Pervasive Developmental Disorders：PDD）に該当する。参加者の特徴としては自宅での生活が中心の未就労の方や大学生の方，社会人経験が豊かな方まで幅広い。全ての方のニーズに合わせたプログラムを行うのは困難だが，これまでの経験から多くの方に共通するニーズとして，対人技能，コミュニケーション技能の向上があげられ，これらを補うような内容としている。また大人の ASD が持つ知的能力を活かすことを前提にプログラムが作成されており，コミュニケーションスキルの修得といった技術的な側面だけでなく，同じような生きづらさを持つ者同士が体験を共有できることも重要であると考えていることから集団で実施することが効果的と考えている。

　ASD 専門プログラムの目的として以下の5つを挙げている。

　①お互いの思いや悩みを共有する

　②新しいスキルを習得する

　③自己理解を深める

　④より自分自身に合った「処世術（対処スキル）」を身につける

　⑤同質な集団で新たな体験をする

プログラム実施上の工夫

(1) 時間・空間について

プログラムを実施する際の工夫として，ASDの認知・行動特性，感覚特性などへの配慮が必要となる。まず時間については，対人接触に不慣れな方も多く，長時間他人と過ごすことに大きな負担を感じる方がいる。本プログラムはこれらのことを考慮して，医療機関で実施するショートケア（3時間）の枠組みで実施することを想定して作成されている。

1日のスケジュールやプログラム1クールのスケジュールを明確に提示することも見通しをつけられることで安心感につながる。

空間や環境については感覚の過敏さや鈍さに対して，視聴覚・嗅覚刺激の有無や室温の管理などを意識することが求められる。施設の構造上の限界はあるものの可能な対策を行う必要があるが，成人期に至って初めて診断を受ける群は，多くの場面で特別の配慮がなくても生活できていることが多く，過剰な対策を必要としないのが実感である。ただし刺激は少ないほうが望ましいため，プログラムへの集中力維持のためには，静かな部屋，刺激となる物（本棚や掲示物など）が少ない等が推奨される。

(2) スタッフ配置

スタッフ配置は，1グループにつき2名以上のスタッフで実施することを推奨している。可能であれば，他職種のスタッフがペアを組むことが望ましいと考えている。それぞれの専門的視点からメンバーと関わることで，グループに広がりが出ることが期待される。リーダーは臨床心理技術者を筆頭に精神保健福祉士，作業療法士など集団療法の経験者が望ましく，グループの力動を把握できることやスタッフ・メンバー間，メンバー同士の相互作用を適切に把握できることも必要である。また，ASDメンバーの多くは視覚情報の処理が得意なため，ディスカッション内容を適切に板書することが求められる。同時並行処理の苦手なメンバーにとっては，プログラム中にメモを取ることに集中し過ぎてディスカッションへの参加が困難になる可能性もある。プログラム終了後にホワイトボードの内容を写真として持ち帰ることを前提にわかりやすく板書することも重要な配慮となるため，発言内容を的確にまとめる力がスタッフに求められる。

(3) グループ構成・プログラム内容

ASDメンバーは，グループへの適応に困難を感じる者も多い。しかし，メンバーの話を聞くと，多くの場合，「グループへの適応方法がわからない」や，「自分と似た仲間と出会うチャンスが少なかった」，「受け入れてもらう・理解してもらう経験が少なかった」な

ど，集団における居心地の悪さを感じると同時に仲間を望んでいる様子も見られた。このようなASD患者だけで構成されるグループは，初めて他者と興味や関心を共有し，自他を受け入れる経験をする場となる。また，グループ内での自他理解や共感体験は，グループの凝集性を高めると考えられる。しかし参加者の社会経験の違いは，目標や課題の違いとして現れるため，ディスカッションにおいて発言内容に差が出ることが想定される。これらのことから，グルーピングの際は，悩みや状況の共感・共有しやすさを増やすためにも，参加者の特性をある程度均一に保つことが必要である。烏山病院でのグルーピングの基準は，言語表出の程度，社会適応力の2軸を中心に年齢，診断，社会経験，知的水準（IQ），自閉度（AQ）を参考にしている。1グループの人数は8〜10名としているが，プログラム開始時はドロップアウトの可能性も見越して12名を目安に募集している。

プログラム内容は，コミュニケーションスキル，ディスカッション，心理教育の3領域で構成している。数年の試行錯誤の知見をもとに，全20回のプログラムで構成した。

（4）プログラムの効果

平成26年度厚生労働省障害者総合福祉推進事業にて，プログラムの効果検証を行ったところ，プログラム参加後に，自閉症特徴（養育者による客観評価）が軽減し，コミュニケーション量の増加，生活の質が改善する可能性が示された。プログラムの機能としては，自閉症特徴そのものが消失するというよりは，プログラムで知識や対処法を適切にあるいは初めて学習することや，自己理解の深まりから苦手な面を補うためのスキルが増加すること，仲間と出会い生きづらさの共有体験ができたことによる孤立感の低下，自尊心の向上などが効果として現れた可能性があると考えられる。ただし，一度プログラムに参加することで劇的に変化するというものではない。多くの成人ASD利用者は本プログラムへの参加を入り口として，他者と関わる体験を積み重ね，修了後はデイケアの就労準備支援や生活支援のプログラムへ移行し修得したスキルを実践的に練習する場として活用している。デイケアでの新たな体験の積み重ねが社会適応力の向上に結び付くと考えられる。

ASD専門プログラムの課題

ASD専門プログラムの意義として，生活上の機能障害を補うスキルの修得のみならず，居心地の良い仲間との出会いや居場所の獲得などが考えられるが，実施するためのメンバーを集めることは発達障害専門外来を標榜していない場合に困難になることが推測される。潜在的な支援ニーズは高いと考えられる成人期ASD支援のためには，地域の医療機関，支援機関との連携なども視野に入れたグループ作りが必要となるかもしれない。

ASD本人とその家族からのアンケート調査でニーズが高かった上位4つは、「対人関係の維持・構築」、「コミュニケーション技術の習得」、「就労・就学支援」、「社会性の習得」であった。プログラムではカバーできない成人期の大きな課題が就労・就学支援である。特に就労支援はビジネスマナーなど集団で学べるものとジョブマッチングなど個別的なものを含む。今後は就労準備プログラムなどの開発が求められる。

知的理解を活かしにくいグループ対象のプログラム

烏山病院では、ASD専門プログラムの対象に入らない、知的理解を活かしにくい者（VIQ=89以下）や、自閉度の高い者を対象にしたプログラムも実施している。プログラムの内容は、ASD専門プログラムをベースにしながらも固定したプログラムはなく、大まかに「コミュニケーションスキル」や「感情のコントロール」、「ビジネス講座」、「日常生活においての困り事についてのピア・サポート」、「レクリエーション」等を行っている。プログラムのメインは「コミュニケーションスキル」で、「あいさつ」といった基本的なものから、「自己開示」、「自分の思っていることを伝える」などのテーマで実施し、ロールプレイも行っている。

参加メンバーはASD専門プログラムに参加するメンバーと異なり発言が少なく、意見が出づらいといった特徴がある。そのため、スタッフはメンバーからの発言を待つという姿勢、発言しやすいように発言の手がかりとなるような声かけを行うことや、発言できたことを評価することを心がけている。またプログラムでは、考える時間やプリントに記入する時間を長めに設けている。加えて、プログラムの内容もASD専門プログラムを改変してより簡単な語彙を用いることや、内容を簡潔にして1回当たりの分量を最小限に抑える工夫をしている。さらに配布する資料においてもできる限り文字数を減らすなど、より内容を理解しやすいように心がけている。このグループにおいても、時間と共に凝集性が高まる様子が観察されている。

このグループへの参加も難しい群については、統合失調症を対象とした生活支援を中心とした緩やかなデイケアプログラムへの参加可否を検討する。生活支援プログラムへの参加により引きこもり生活から脱することができるケースも見られる。

まとめ

集団療法による発達障害に対する治療効果として、プログラム参加によるスキルの習得や、障害特徴に基づく行動の軽減が考えられるが、それに加えて、似たような特徴を持つ者が集まり、趣味や悩みを共有できることが、患者の不安や落ち込み、怒りの軽減につな

がっていることが推察される。発達障害者は，対人関係の躓きなどにより他者からの批判を受けたり，失敗経験を重ねたりすることが多く，それによって自尊感情が低くなりやすいことが報告されている。このことからも，発達障害者の支援では，障害特徴への介入だけでなく，「心のよりどころ」，「居場所」としての機能を持つ，場の提供が重要であると考えている。ただし，少ないスタッフで既存のデイケアを運営しながら，発達障害に関する学習をしたり，受け入れる環境を整えることが難しいという声も多く，支援者の育成体制や法整備も求められる。

マニュアルの使い方

本マニュアルは，プログラム進行の目安となっており，プログラム実施前に内容を把握していただくためのものとなっている。内容を十分把握したうえでプログラム実施にあたっていただきたい。

プログラムの構成について

プログラムは基本的に下記の流れ（おおよその目安）で行う。

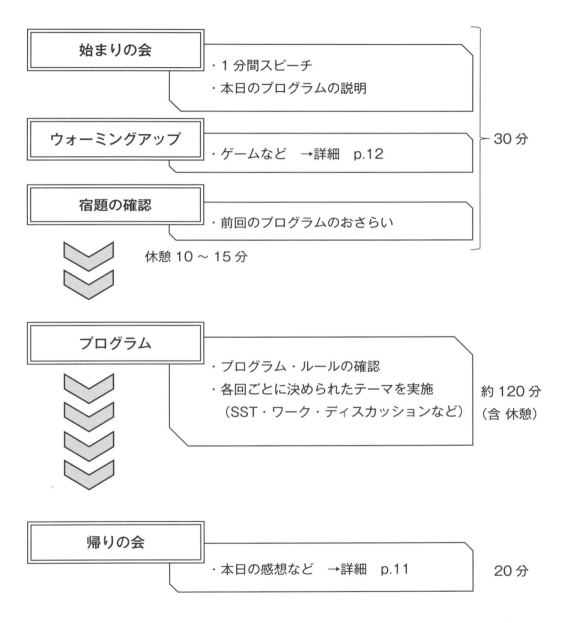

<合計3時間>

メンバー／スタッフの構成

○ 対象者

知的に遅れのない成人期の自閉症スペクトラム（ASD）の方。プログラムでは内容の理解を重視するため，原則的に言語性IQ=90以上の方を対象とする。

注意欠如多動症（ADHD）との重複診断の方も対象とする。

○ グループの構成

1グループあたり8～10名。ASDの特性上，大きな集団を好まない方，協調性をもった取り組みが苦手な方が多いため，少人数グループで行う。可能であれば，グループの運営をスムーズにし，凝集性を高めるために，自閉症特徴や社会適応度（集団適応度），社会経験，学歴，年齢，性別などに配慮してグループを構成することが望ましい。テーブルは使用せず車座の配置が望ましい。

○ スタッフ

1グループあたり，2名以上のスタッフを配置。可能であれば集団療法経験のある臨床心理技術産業と他の職種のスタッフがペアを組み，それぞれの専門的視点からメンバーと関わることでグループに広がりが出る。1人がグループの進行役であるリーダー役，もう1人がコ・リーダー役を担う。

≪リーダー≫　プログラムの進行

・メンバーのプログラムへの参加を促す
　メンバーが参加しやすい雰囲気作りを心がける。メンバーの発言量・発言スタイルに合わせて，適宜発言を促したり，発言を抑える働きかけをする。

≪コ・リーダー≫　リーダーの補佐

・プログラムのポイントを明確にするために板書する ⎤
・メンバーの意見を板書する　　　　　　　　　　　⎦ 視覚化する
・プログラムの記録のためにメンバーの発言や様子，気になった点を書き留める
・リーダーが対応できないメンバーへのフォロー

プログラムに必要なもの

☐ ワークブック
メンバー1名につき，1冊用意する。メンバーがその都度持ち帰ることが望ましいが，希望があれば保管できる場所も用意する。

☐ 名札
名前を覚えることが苦手なメンバーのために，フリガナ付きの名札を準備する。グループの凝集性を高めるためにも役立つ。

☐ クリップボード
ワークを行う際，筆記しやすいよう可能であれば準備をする。

☐ ホワイトボード
メンバーの意見を記録し，視覚化する。セッション終了時に写真で記録できる方は，プログラム中の筆記負担を軽減するために役立つ。

☐ マグネット　小型20個
セリフボードの貼付（第6, 11, 14回）に使用する。

☐ 筆記用具：鉛筆，ボールペン，サインペン，付箋，模造紙
メンバーのワークブック記入用として鉛筆またはボールペン，セリフボード記入用としてサインペン（青，赤）を用意する。第15回では付箋（75mm × 75mm），模造紙，サインペン（黒）を使用する。

☐ プログラムの目的・ルール表（資料1）

☐ 司会進行表（資料2，資料3）
始まりの会と帰りの会を表裏にしてカードケースに入れたものを用意する。

☐ 1分計（砂時計など）：始まりの会にて使用

各マニュアル

①始まりの会　マニュアル

【概要・目的】	・司会と書記はメンバーが担い，1週間であった出来事を1人ずつスピーチする。 ・まとめて話す練習，聞く練習をすることが目的。スピーチの内容に少しずつ自己開示性の高いものを入れるよう促し，グループの凝集性を高めることも目的となる。
準備するもの	1分計（砂時計）・ノート・筆記用具・司会進行表（資料2）
初回 リーダー：司会 コ・リーダー： 　書記	「これから『始まりの会』を行います。今日は初回なので，司会と書記はスタッフが担いますが，次回から皆さんにお願いをするのでよく見ていて下さい。また，前回宿題に出したように，これから1人ずつ1分間スピーチをして頂きます。この1週間であったよかったこと，関心をもったことを話して下さい。他のメンバーが発表しているときにはよく聞くようにしましょう」
	・司会・書記は初回（第2回プログラム）はスタッフが担う。1分計を用意し，スタッフから開始。その際，休日の過ごし方など，自己開示性があるものを話すよう努める。 　　例：「土曜日に……」 　　書記例：「〇〇さん：土曜日に博物館に行った。〇〇に一番関心をもった」 ・スタッフ終了後，メンバーのスピーチを開始。相づちをするなど，安心して話せるような雰囲気を作ることに努める。
初回 リーダー 　目的と方法を 　伝える。	「始まりの会を毎回グループの始めに行います。始まりの会の目的は，皆の前で話すこと，言いたいことをまとめること，相手の話に関心をもつことを強めることにあります。また，スピーチの内容を通してお互いのことを知るきっかけになり，皆さんの関係が深まることをスタッフは期待しています」 「今日は司会と書記をスタッフが行いましたが，次回から皆さんに担って頂きます。始まりの会／帰りの会進行表がありますので，心配しないで下さい。書記は苦手な人もいると思いますが，できると思ったときに挑戦して下さい」
	・始まりの会の目的を伝え，司会進行表とノートを回覧。 ・次回からメンバーに役割を担っていくことを伝える。
2回目以降	・役割は帰りの会で決定する。司会進行表を元に，メンバーに依頼。不安が高い場合は個別にフォローできるようにしておく。 ・書記が苦手なメンバーには隣に座り，フォローができるようにしておく。

②帰りの会　マニュアル

【概要・目的】	・役割を担うことで責任感を培う。 ・次回参加へのモチベーションを高める。
準備するもの	ノート・筆記用具・司会進行表（資料3）
リーダー	「これから帰りの会を始めます。始まりの会と同様に司会進行表を元に行います。進行表通りに行えば，充分です。帰りの会では次回の始まりの会と帰りの会の役割を決めます。司会の人を助ける意味でも，是非積極的に担って下さい」 ・可能であれば，初回（第2回プログラム）よりメンバーに司会を依頼。不安が高いようであれば初回はスタッフが担う。
2回目以降	・2回目以降はメンバーに司会を依頼。 ・役割が決まらず進行が止まってしまうと，司会者の不全感につながる場合があるため，積極的に役割を担うメンバーがいないことが予想される場合は，プログラム終了時に，個別に役割を依頼。その際，「進行表通りにやればいい」，「○○さんなら大丈夫」と保証し，役割遂行後は評価称賛を行う。

③ウォーミングアップ　マニュアル

【概要・目的】	・始まりの会　終了後に行う。 ・メンバーの緊張をほぐし，プログラムへスムーズに移行することが目的。 ・ウォーミングアップを通して，お互いのことを知り，グループの凝集性を高める。 ・グループの凝集性の程度や1分間スピーチでの盛り上がり，時間配分を考慮し，場合によっては短縮，省略するなど臨機応変に対応する。
リーダー	内容は下記を参照。 ・それぞれのメンバーが取り組みやすいゲームを選ぶ。 ・メンバーが楽しめるよう配慮する。

ウォーミングアップ紹介

ゲーム名	内　容
自己紹介リレー	①<u>好きな食べ物</u>を言った後に自分の名前を言う。 　「リンゴの好きな〇〇です」 ②次の人は前の人が言ったことを復唱してから自分の自己紹介をする。 　「リンゴの好きな〇〇さんと，イチゴが好きな△△です」 ③次の人は前と前々の人が言ったことを復唱してから自己紹介をする。 　……以下，続く。 ※下線部はさまざまなテーマに変えることができる。 　◎お互いの名前を覚えるのに役立つ。
順番並びゲーム	①2チームに分かれ，メンバー同士で質問し合い，あるテーマに沿って順番に一列に並ぶ（誕生日が早い順／名字のアイウエオ順など）。その際に直接的に答えを聞いてはいけない。 ②順番に答えを言っていく。 　→正確に並べているかを競う。 ◎お互いの情報を知ることができ，関係構築に役立つ。
会話しりとり	会話でしりとりをしていく。 例）「お久しぶりです」→「素敵な洋服ですね」→……

ゲーム名	内　容
似たとこ探し	①ペアになって，お互いの共通点を探してみる。 ②「例えばどんな共通点があるでしょう」と，いくつか具体例を挙げる。 　・出身地　　・趣味　　・利き手　　・好きな食べ物　　など ③10分程度時間を取る。 ④ペアごとに発表してもらい，出た共通点は板書しグループで共有する。
表情伝言ゲーム	①2チームに分かれて縦一列に並び，出題された表情（笑顔・怒っている顔・悲しい顔など）を後ろから前に送っていく。※声に出してはいけない。手は使ってもよい。 ②一番前の人は送られてきた表情が何であるかを当てる。 　→2チームで早さと正確さを競う。 ◎表情の乏しい方の訓練になる。
言葉の演出	①1つの単語にどんどん修飾語をつけていく。 　例）赤いリンゴ→美味しいリンゴ→小さいリンゴ→……
負けるが勝ちジャンケン	①自分以外の人と全員ジャンケンし，負けた数の多い人が勝ち。 　◎発想の転換。
私が思っているモノはなんでしょう	①1人がある1つのモノを想像する（人物・もの・食べ物などなんでも可）。 ②他の人がクローズド・クエスチョン（yes/noで答えられる質問）をし，答えてもらう。 　例）「それは人ですか」，「それは食べ物ですか」 ③答えを参考に，何を想像していたのかを当てる。 ※質問は1人1回など回数を決める。
他己紹介	①2人1組になり，お互いに皆の紹介をし合う。 ※初めに自己紹介をするときの手掛かりを与えておくとよい。 ◎どのようにお互いをとらえているかがわかる。
多いが勝ちゲーム	①1人（スタッフ）がお題を出す（例：赤いフルーツ） ②それぞれ，全員が回答しそうな答えを想像する。 ③全員で，いっせいに答える。 ※回答が限定されてしまうお題は避ける（例：日本の高い山，多くの人が富士山と答えてしまう）。 ◎メンバーがお互いの性格や趣味などを知った後のほうが盛り上がる。他のメンバーが何が考えているか推測する練習となる。

プログラム

2
オリエンテーション・自己紹介

　プログラムの第1回目です。これから行われるプログラムについてのオリエンテーションを行います。また、プログラムの中で一緒に過ごす仲間になるので、自己紹介をしていきたいと思います。

1. プログラムの目的
    ①お互いの思いや悩みを共有する
    ②新しいスキルを習得する
    ③自己理解を深める
    ④より自分自身に合った「処世術」を身につける
    ⑤仲間と新たな体験をする

2. プログラム中のルール
    ①積極的に発言をしましょう
    ②グループ内で話し合ったことは、口外しないようにしましょう
    ③席を立つときは、一言声をかけるようにしましょう
    ④相手の意見を否定しないようにしましょう
    ⑤相手の話が終わってから、自分の話をしましょう

3. 自己紹介
    自己紹介をするとき、どんなことを伝えますか？
    ・名前
    ・趣味
    ・
    ・
    ・

4. お互いを知るためのグループワーク
    ・ミニゲーム
    ・ディスカッション

　これからよろしくお願いします。

第1回　オリエンテーション・自己紹介

【概要・目的】	・プログラム参加への動機を高める。 ・安心できる場であると感じる。
準備するもの	ホワイトボード・筆記用具・クリップボード・ワークブック・マグネット・目的とルール表

1. プログラムの目的　目安：10分

ポイント　目的を共有する。初回は緊張感が高く，リーダーはグループをすすめることに苦慮することが多い。お互いが同じ診断を受けていること，プログラムの目的を共有し，参加へのモチベーションを高めること，ルールを確認し安心して発言していい場であることを共有する。

リーダー　「今日からプログラムが始まります。プログラムの目的と進め方について，話したいと思います。このグループは自閉症スペクトラムの診断を受けている方にお集まり頂いています。プログラムの目的についてお話しします」

> 【プログラムの目的】
> 1. お互いの思いや悩みを共有する
> 2. 新しいスキルを習得する
> 3. 自己理解を深める
> 4. より自分自身に合った「処世術」を身につける
> 5. 仲間と新たな体験をする

「これはグループの共通の目的です。毎回確認していきたいと思います」

2. プログラム中のルール　目安：5分

リーダー　「目的が達成できるよう，プログラム中は守って頂くルールがあります」

> 【プログラム中のルール】
> 1. 積極的に発言しましょう
> 2. グループ内で話し合ったことは，口外しないようにしましょう
> 3. 席を立つときは，一言声をかけるようにしましょう
> 4. 相手の意見を否定しないようにしましょう
> 5. 相手の話が終わってから、自分の話をしましょう

「この5つを守り，よいプログラムにしていきましょう。これらの目的・ルールは毎回確認していきます」

ワークブック (p.2)

2

オリエンテーション・自己紹介

プログラムの第1回目です。これから行われるプログラムについてのオリエンテーションを行います。また、プログラムの中で一緒に過ごす仲間になるので、自己紹介をしていきたいと思います。

1. プログラムの目的
   ①お互いの思いや悩みを共有する
   ②新しいスキルを習得する
   ③自己理解を深める
   ④より自分自身に合った「処世術」を身につける
   ⑤仲間と新たな体験をする

2. プログラム中のルール
   ①積極的に発言をしましょう
   ②グループ内で話し合ったことは、口外しないようにしましょう
   ③席を立つときは、一言声をかけるようにしましょう
   ④相手の意見を否定しないようにしましょう
   ⑤相手の話が終わってから、自分の話をしましょう

3. 自己紹介
   自己紹介をするとき、どんなことを伝えますか?
   ・名前
   ・趣味
   ・
   ・
   ・

4. お互いを知るためのグループワーク
   ・ミニゲーム
   ・ディスカッション

これからよろしくお願いします。

3. 自己紹介　目安：60分	
リーダー：司会	「これから同じ時間を共有する仲間ですから，お互いのことを少し知っていくためにも自己紹介を行いたいと思います．自己紹介をする際，どんなことを伝えられるといいでしょうか」 （意見が挙がらない場合は以下のことを提示する） 　・名前　　　・趣味　　　・出身地　　　・好きな食べ物 年齢や好きな異性のタイプなど，初回グループにふさわしくない意見が出た場合は「スタッフだったら言いたくない」など，働きかける．学歴なども学校名ではなく，専攻や文系・理系というように和らげる． 「受診した理由」「参加しようと思ったきっかけ」など，大きい自己開示が必要な意見が出た場合は，「言える人は……」「この中から3つ言いましょう」など，働きかける．
4. お互いを知るグループワーク　目安：30分	
リーダー	お互いを知るためのグループワークを行う． 　・自己紹介リレー 　・順番並びゲーム　など　［→ウォーミングアップマニュアル（p.12）］
（ディスカッション）　目安：10〜20分（時間が余ったら施行）	
リーダー	「プログラムに期待することはありますか？」 どのようになりたいか，何を習得，達成したいのかを意識するきっかけとなる．雑談のような形でできるよう留意する．
まとめ／宿題　目安：10分	
まとめ	再度目的について共有．次回の予定を提示する．
宿題	・「次回から，プログラムの最初に『始まりの会』，最後に『終わりの会』を行います．始まりの会で『1週間にあったこと』を1分間でスピーチしていただきます．その内容を考えてくることが今日の宿題です」 ・1分間スピーチの内容を考える．

コミュニケーションについて

> これからプログラムにおいて「コミュニケーション」という言葉が何回も使われます。「コミュニケーションとは何？」と尋ねられたらみなさんは何と答えますか？
> 考えてみると説明するのは意外と難しく、幅広い概念だと気づかされます。今回はコミュニケーションについて考えてみましょう。

1. すべての行動はコミュニケーションである

コミュニケーションとは「人と人の間（相互作用している状況）での情報・メッセージのやり取り」ということができます。そのような状況の中で何の行動もしない、コミュニケーションをしないことができるでしょうか？

（1）学生のAくんと、幼なじみのB子さんの例を見てみましょう

> 例1）朝、学校で
> B子さん：Aくん、おはよう
> Aくん　：……（無言。あいさつには気づいていたが、家で母親とけんかをしてイライラしていた）
>
> —昼休み—
>
> イライラが続いていたAくんは昼食後、友人とはしゃべらず自分の席に座って目を閉じていた。B子さんは心配になっていたが、なんとなくAくんに声をかけづらかったので、そっとしておいた。

ここでAくんとB子さんの間には何らかのやり取りがあったと言えるのでしょうか？　小グループで話し合ってみましょう。朝の場面、昼休みの場面それぞれについて考えてみましょう。

-
-
-
-

第2回 コミュニケーションについて

1. 始まりの会
2. ウォーミングアップ
3. プログラム

【概要・目的】	・コミュニケーションプログラムの初回。今後どんなことを練習していくのかイメージを持てるようにする。 ・コミュニケーションには言語的・非言語的なものがあることを理解する。 ・コミュニケーションプログラムへの動機を高める。 ・小グループを通し，ディスカッションに慣れる。
準備するもの	ホワイトボード・筆記用具・マジック・クリップボード・ワークブック 「3. 非言語的コミュニケーション」で使用するイラスト（資料4） ……発表時掲示するため，拡大して印刷しておく。 マグネット・ルール表
リーダー 　教示 　ルール確認	「これから始まるプログラムにおいて『コミュニケーション』という言葉が何回も使われます。『コミュニケーションとは何？』と尋ねられたら皆さんは何と答えますか？ 考えると説明するのは意外と難しく，幅広い概念だと気づかされます。コミュニケーションについて考えてみましょう！」 「ルールについて確認します」

1. すべての行動はコミュニケーションである　目安：20分

ポイント
- すべての行動は何らかのメッセージを発しているということを理解する。
- 初めてのワークへの導入をスムーズに行う。
- コミュニケーションは言葉に表れるものだけでないことを伝える。
- 意図的ではないメッセージも相手に伝わっているという理解を促す。

リーダー：司会	「皆さんはコミュニケーションの説明をするよう言われたら何と答えますか？」 　（回答例）　・会話　・話し合い 「そうですね。コミュニケーションは会話，つまり言葉のやり取りを想像する方が多いと思います。ワークブックに戻りましょう。どなたか読んでみて下さい」 →ワークブックの1.を読んでもらう。

4

コミュニケーションについて

これからプログラムにおいて「コミュニケーション」という言葉が何回も使われます。「コミュニケーションとは何？」と尋ねられたらみなさんは何と答えますか？
考えてみると説明するのは意外と難しく、幅広い概念だと気づかされます。今回はコミュニケーションについて考えてみましょう。

1. すべての行動はコミュニケーションである

コミュニケーションとは「人と人の間（相互作用している状況）での情報・メッセージのやり取り」ということができます。そのような状況の中で何の行動もしない、コミュニケーションをしないことができるでしょうか？

(1) 学生のAくんと、幼なじみのB子さんの例を見てみましょう

例1）朝、学校で
B子さん：Aくん、おはよう
Aくん　：……（無言。あいさつには気づいていたが、家で母親とけんかをしてイライラしていた）

―昼休み―

イライラが続いていたAくんは昼食後、友人とはしゃべらず自分の席に座って目を閉じていた。B子さんは心配になっていたが、なんとなくAくんに声をかけづらかったので、そっとしておいた。

ここでAくんとB子さんの間には何らかのやり取りがあったと言えるのでしょうか？ 小グループで話し合ってみましょう。朝の場面、昼休みの場面それぞれについて考えてみましょう。

-
-
-
-
-

リーダー	「これがどういうことか，例をみてみましょう。どなたか読んでみてください」 → 1（1）を読んでもらう。 「コミュニケーションを言葉のやり取りと考えるのであれば，B子さんしか話していないので，この2人の間にコミュニケーションは行われていなかったことになります。しかし，AくんとB子さんには何らかのやり取りがあったようですね。どのようなやり取りがあったのでしょうか。少し時間をとるので考えてみて下さい」（5分程時間を設ける。その間，メンバーが理解しているか見回り，難しそうなメンバーにアドバイスをする）
（5分後） リーダー： 　出たアイデアを 　まとめる。	「皆さんの意見を聞かせて下さい」 　（回答例） 　・B子さんはAくんの機嫌が悪いと思った。 　・B子さんは嫌われていると思った。
コ・リーダー： 　板書	「Aくんは言葉にしていなくても，B子さんにたくさんのメッセージを与えているようですね。家での出来事はB子さんとしては予想しづらいものなので，誤解を招く危険性がありますね」 「解説を読んでみましょう」（下記，ワークブックはp.5） 【解説】 　Aくんの朝の行動は，「あいさつを返さなかった」と捉えることができますが，「無言のメッセージを返した」と考えることもできます。昼休みは，B子さんがAくんの様子を見て声をかけませんでした。二人の間に言語的な（言葉による）会話が交わされていなくても，活発な討論と同じように多くの情報がやり取りされています。 　コミュニケーションは，ただ意図的に意識してお互いに理解し合ったときにだけ成立するというものではなく，自分が意識していないときにも他者との間で成立している可能性があります。あらゆる言動が何らかのメッセージ（情報）になります。つまり，人はたとえ言葉を発していなくても，他者の前で「コミュニケーションを取らないでいることはできない」と考えることができます。 「皆さんの意見を聞かせて下さい」

ワークブック (p.5)

> **(2) 解説**
>
> 　Aくんの朝の行動は、「あいさつを返さなかった」と捉えることができますが、「無言のメッセージを返した」と考えることもできます。昼休みは、B子さんがAくんの様子を見て声をかけませんでした。二人の間に言語的な（言葉による）会話が交わされていなくても、活発な討論と同じように多くの情報がやり取りされています。
>
> 　コミュニケーションは、ただ意図的に意識してお互いに理解し合ったときにだけ成立するというものではなく、自分が意識していないときにも他者との間で成立している可能性があります。あらゆる言動が何らかのメッセージ（情報）になります。つまり、人はたとえ言葉を発していなくても、他者の前で「コミュニケーションを取らないでいることはできない」と考えることができます。

2. 言語的コミュニケーション：会話や言葉を使ったコミュニケーション
　　Cくんとd子さんの2つのやりとりを見てみましょう。

```
例2)
D子さん：ねえCくん、申し訳ないけど明日のゼミの準備手伝ってもらえないかな？
Cくん　：え、そんなのいやだよ。

　　いつもCくんを手伝っているD子さんは、少し悲しい気持ちになりました。

例3)
D子さん：ねえCくん、申し訳ないけど明日のゼミの準備手伝ってもらえないかな？
Cくん　：そうか、明日は担当で大変だね。悪いけど、これから用事があるから今日は
　　　　　手伝えないよ。ごめんね。
D子さん：こっちこそ、無理言ってごめんなさい。他の人に頼んでみるね、ありがとう。
```

　例2) と例3) では、Cくんの返事に違いがあります。D子さんの立場で考えたときの、印象や感じ方の違いにはどんなものがありますか？ 小グループで話し合ってみましょう。

・
・
・
・
・

2. 言語的コミュニケーション　目安：20分

ポイント
- 言語的コミュニケーションとは何かを理解する。
- コミュニケーションは少しの工夫で印象が変わることを伝える。
- その工夫について，今後プログラムで扱っていくことを伝える。

リーダー	「CくんとD子さんのやりとりをみてみましょう」 →例2)，例3)を読む。リーダーとコ・リーダーでロールプレイしてもよい。
リーダー：司会 コ・リーダー： 　板書	「何が印象の違いを生んでいるのか教えて下さい」 「例2)，例3)では，印象や感じ方の違いにどのようなものがありますか」 　（回答例） 　　・例3は相手の気持ちに共感する姿勢が見られる 　　・断る際，理由を伝えている 「少しの工夫で印象が変わることがわかりましたね」

6

3. 非言語的コミュニケーション：言葉以外でのコミュニケーション
　①非言語的コミュニケーションとは？
　言葉による情報以外にも、人は情報やメッセージを発しています。これらのやり取りを非言語的コミュニケーションと言います（表2-1）。

　②考えよう！
　下の図（イラスト1，2）を使って考えてみましょう。イラストなので言語的コミュニケーションはできませんが、どのような非言語的メッセージを受け取れるでしょうか？　小グループに分かれ、考えてみましょう。

表2-1　非言語的コミュニケーション
1. 顔の表情
2. 声（高さ、大きさ、テンポ）
3. 動作、しぐさ
4. 目の動き
5. 姿勢
6. 相手との距離
7. 服装

イラスト1
・何をしているところ？：
・その他：

イラスト2
・何をしているところ？：
・その他：

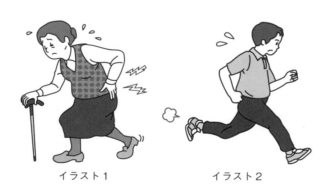

イラスト1　　　　イラスト2

4. まとめ
　相手や自分がどんなメッセージを発しているか考えることは大切なことです。一方で常に非言語的コミュニケーションを意識することは難しく、意識し過ぎることで人を避けることにもつながりかねません。この状況を補うものとして言語的コミュニケーションが必要となります。
　以降は言語的コミュニケーションとその工夫について話し合っていきます。

第2回 プログラム　27

3. 非言語的コミュニケーション　目安：40分

ポイント
- 非言語的コミュニケーションとはどのようなものか理解する。
- ワークを通して，自分が発する可能性のあるメッセージや，他者が読み取るメッセージを理解する。

リーダー：説明 コ・リーダー： 　イラスト準備	「最初に確認したように，言葉による（言語的）情報以外にも人が発している情報やメッセージはあります。これらのやり取りを非言語的コミュニケーションといいます。図を見て下さい。人が発している非言語的メッセージにはこのようなものがあります」 「ここにあるイラストはただのイラストなので，話をすることはできません。しかし，なんらかの情報やメッセージを発しています。どのようなことを発しているか小グループに分かれ，話し合ってみましょう。話し合った後，各グループで発表して頂きます」 ・1グループ3～4名に分かれるよう誘導。 ・1グループに1枚イラストを渡し，出てきた意見をイラストの余白に書き込むよう指示。 ・10分を目安に，代表者を決め発表をしてもらう。 ・各小グループにスタッフが入れるようにする。入れない場合は見回る。
発表	「それでは発表をして頂きたいと思います」 ・イラストをホワイトボードに貼り，発表をしてもらう。 「言葉を発していなくてもたくさんの情報を発していることがわかりました。今回はイラストで練習しましたが，実際はもっとたくさんの情報を発し，またそれを読み取っています」

4. まとめ／宿題　目安：10分

まとめ	「相手や自分がどんなメッセージを発しているか考えることは大切なことです。一方で常に非言語的コミュニケーションを意識することは難しく，意識し過ぎることで人を避けることにもつながりかねません。この状況を補うものとして言語的コミュニケーションが必要となります。 今後は言語的コミュニケーションとその工夫について話し合っていきます」
感想	「最後に今日の感想を1人一言伺い，終わりにしたいと思います」
宿題	「今日の宿題はグループのメンバーの名前を1人覚え，挨拶をすることです。帰りの会をして，今日はこれで終わりになります。お疲れ様でした」
帰りの会	p.11 参照

あいさつをする

> あいさつはとても大切です。人間関係を築くために欠かせないと言えるでしょう。
> あいさつがうまくできないと、「無愛想な人だ」「常識がない人だ」と思われ、関係が悪くなります。一方、あいさつが上手にできると、相手に「社交的な人だ」「感じのいい人だ」という印象を与え、人間関係がよくなります。さらに自分からあいさつをすると好印象です。
> 今回は、コミュニケーションの基本である「あいさつ」について考えます。問題なくできるという方も、改めてあいさつを見直すきっかけにしてください。あいさつを積極的にできるようになりましょう。

1. あいさついろいろ

あいさつには、「おはようございます」「こんにちは」「こんばんは」「お疲れ様です」などがあります。「お疲れ様です」は、一般的には仕事場などで使われます。

ところで、あいさつをどう使い分けていますか？ あいさつの目安としては、朝起きてから午前11時頃までは「おはようございます」、お昼をはさんで午後5時頃までは「こんにちは」、その後が「こんばんは」というのが一般的です。ただ、夏場は7時くらいまで明るいので、暗くなったら「こんばんは」とするのがよいでしょう。

2.「上手なあいさつ」のためのヒント／「SST」とは？

SSTは認知行動療法の1つであり、社会生活スキルトレーニングとも呼ばれ、生活しやすいように、会話や考え方を工夫するための方法として用いられます。SSTでは「6つのスキル」が大切だと考えられています。この中には「あいさつ」をするときにも有効なものが含まれています（表3-1の☑）。この中から1つ選び、そのスキルを特に意識して、あいさつの練習をしてみましょう。

表3-1　6つの基本スキル

☑ 1.	視線を合わせる
2.	手を使って表現する
3.	身を乗り出して話す
☑ 4.	明るい表情
☑ 5.	はっきりと大きな声
6.	適切な内容

3. やってみよう！

あいさつの練習（ロールプレイ）：1回目は感情を込めず無表情に、2回目はチェックした項目を使って練習してみましょう！！

4. 応用 〜あいさつ＋α〜

あいさつに一言つけ加えることで、さらに印象よく相手に受け入れられる効果があります。例えば、前日に食事をご馳走になったときは、翌日「おはようございます。昨日はごちそうさまでした」などと伝えるのがよいでしょう。できる人はやってみましょう。

5. まとめ

あいさつを積極的にしましょう。次は、会話を始めることについて考えていきましょう。

第3回 あいさつをする／会話を始める

1. 始まりの会
2. ウォーミングアップ
3. 宿題報告：第2回宿題「1人名前を覚え，あいさつをする」を確認する。
4. プログラム

【概要・目的】	・あいさつは基本的なスキルであり，重要であることを理解する。 ・グループ内で，あいさつ・会話を始めることが浸透し，グループが活性化するようにする。 ・ロールプレイに慣れる。 ・非言語的コミュニケーションを意識できるようにする。 ・状況を読むことの重要性を理解する。
準備するもの	ホワイトボード・筆記用具・クリップボード・ワークブック・ルール表
リーダー 　教示 　ルール確認	「今日は『あいさつをする』『会話を始める』について学習をします。とても基本的なスキルですが，人間関係を構築する上で重要なことです。今日は初めて『実際に練習してみる』機会がありますが，やりたくないときは言って頂ければ結構です」 「ルールについて確認します」

あいさつをする

リーダー	「まずは『あいさつをする』について学習します。どなたかワークの冒頭部分を読んで下さい」

1. あいさついろいろ　目安：5分

リーダー	「あいさつにはどのようなものがありますか？」 「おはようございます，こんにちは，お疲れ様などが思いつきますが，皆さんは上手に使い分けていますか？」 使い分けにこだわりのあるメンバーが多いようであれば，ワークブックに沿って，確認していく。ワークの「1. あいさついろいろ」を読む。

2. 「上手なあいさつ」のためのヒント／「SST」とは？　目安：5分

リーダー	「皆さんはSSTという言葉を聞いたことがありますか？"Social Skills Training"の略で，社会生活スキルトレーニングのことを指します。『社会生活技能訓練』などとも呼ばれています。認知行動療法の1つに位置づけられる新しい支援方法で，対人関係を中心にさまざまなところで取り入れられています。このプログラムでも時折，使われるので覚えておいて下さい」 「SSTには6つの基本スキルがあります。この中にはあいさつにおいても重要なものがあります。その中から1つ選び，練習してみましょう」

あいさつをする

> あいさつはとても大切です。人間関係を築くために欠かせないと言えるでしょう。
> あいさつがうまくできないと、「無愛想な人だ」「常識がない人だ」と思われ、関係が悪くなります。一方、あいさつが上手にできると、相手に「社交的な人だ」「感じのいい人だ」という印象を与え、人間関係がよくなります。さらに自分からあいさつをすると好印象です。
> 今回は、コミュニケーションの基本である「あいさつ」について考えます。問題なくできるという方も、改めてあいさつを見直すきっかけにしてください。あいさつを積極的にできるようになりましょう。

1. あいさついろいろ

あいさつには、「おはようございます」「こんにちは」「こんばんは」「お疲れ様です」などがあります。「お疲れ様です」は、一般的には仕事場などで使われます。

ところで、あいさつをどう使い分けていますか？ あいさつの目安としては、朝起きてから午前11時頃までは「おはようございます」、お昼をはさんで午後5時頃までは「こんにちは」、その後が「こんばんは」というのが一般的です。ただ、夏場は7時くらいまで明るいので、暗くなったら「こんばんは」とするのがよいでしょう。

2. 「上手なあいさつ」のためのヒント／「SST」とは？

SSTは認知行動療法の1つであり、社会生活スキルトレーニングとも呼ばれ、生活しやすいように、会話や考え方を工夫するための方法として用いられます。SSTでは「6つのスキル」が大切だと考えられています。この中には「あいさつ」をするときにも有効なものが含まれています（表3-1の☑）。この中から1つ選び、そのスキルを特に意識して、あいさつの練習をしてみましょう。

表3-1　6つの基本スキル

☑ 1.	視線を合わせる
2.	手を使って表現する
3.	身を乗り出して話す
☑ 4.	明るい表情
☑ 5.	はっきりと大きな声
6.	適切な内容

3. やってみよう！

あいさつの練習（ロールプレイ）：1回目は感情を込めず無表情に、2回目はチェックした項目を使って練習してみましょう！！

4. 応用　～あいさつ＋α～

あいさつに一言つけ加えることで、さらに印象よく相手に受け入れられる効果があります。例えば、前日に食事をご馳走になったときは、翌日「おはようございます。昨日はごちそうさまでした」などと伝えるのがよいでしょう。できる人はやってみましょう。

5. まとめ

あいさつを積極的にしましょう。次は、会話を始めることについて考えていきましょう。

3. やってみよう　目安：10分

ポイント
・スキルを加えることで印象が変わることを体験する。
・ロールプレイに慣れる。

| リーダー | 「これから，初めてロールプレイを体験して頂こうと思います。あいさつの練習を2回して頂きます。1回目は感情をこめずに，2回目は6つのスキルから1つ選び，そのスキルを使ってやってみて下さい。順番に隣の人にあいさつをしていきます。1回目と2回目の印象の違いを教えて下さい」 |

・右隣のメンバーに順番にあいさつしていくよう指示。
・やり方に混乱があるようだったら，スタッフ同士でモデリングを施行する。

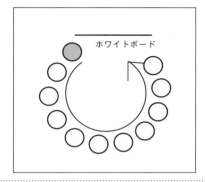

| リーダー | 「やってみていかがでしたか？」
→意見を聞く。
「やはり，2回目のあいさつのほうが印象よく感じましたね。先ほどのスキルを意識してあいさつをするように心がけましょう」 |

4. 応用　〜あいさつ＋α〜　目安：10分

| リーダー | あいさつに一言つけ加えることで，さらに印象よく相手に受け入れられる効果があります。例えば，前日に食事をご馳走になったときは，翌日「おはようございます。昨日はごちそうさまでした」などと伝えるのが良いでしょう。その他にはどんな一言がありますか？
　（回答例）
　　・こんにちは，いい天気ですね。
　　・こんにちは，昨日は野球がもりあがりましたね。　などがあります |

5. まとめ

| リーダー | 「あいさつは人間関係を築くために大切なものです。また，あいさつをすることで，会話が始まることもあるので，次は『会話を始める』について学習していきましょう」 |

会話を始める

相手とよい関係を築くためにはあいさつは必須です。しかし、あいさつの後の会話が難しいという方も多いのではないでしょうか。後半はあいさつから一歩進めて会話を始めることについて考えます。みなさんが会話を始めるのはどんなときですか？ また、話しかける際どんなことに気を付けていますか？

1. 考えよう　〜会話を始める場面とは？〜
   会話を始める、自分から話しかけるときはどんなときでしょう？

   話す必要がある場面
   ・仕事でわからないことがあるので、確認したい。
   ・
   ・
   ・

   自分から話したいことがある場面
   ・趣味の話や自分の関心事を聞いて欲しい。
   ・
   ・
   ・

2. 考えよう　〜ケーススタディ〜

   Aさんは○○商事で働いています。自分の机に戻ると、見覚えのない書類が置いてありました。ちょうど上司の姿を見つけたので、すぐに駆け寄り「これはどうすればよいですか？」と聞きました。すると電卓を使っていた上司は、「いま話しかけないでくれないかな！」と怒った口調で話し、取り合ってくれませんでした。
   Aさんは以前上司から「困ったら相談するように」と言われていたので相談したのですが、どうして上司が怒りだしたのか、何がいけなかったのか考え込んでしまいました。

   Q　上司はなぜ怒ってしまったのでしょう？　皆さんがAさんの立場ならどのような対応をしますか？
   ・
   ・
   ・

第3回 プログラム　33

会話を始める

1. 考えよう　〜会話を始める場面とは？〜　目安：20分

ポイント　会話を始める場面にはどのようなものがあるか，イメージさせる。

リーダー	「『会話を始める』の冒頭部分をどなたか読んで下さい」 「『会話を始める』場面にはどのようなものがありますか。必要に迫られて話しかける場面と自分から話したいことがある場面に分けて考えてみて下さい」 （5分程時間を設ける）
リーダー：司会 コ・リーダー： 　見回り	「皆さんの考えを教えて下さい」 （回答例） 　①話す必要がある場面 　　沈黙になり気まずい場面／業務でわからないことがある 　②自分から話したいことがある場面 　　自分の関心事を聞いてほしい／仲良くなりたい 「会話を始める場面はさまざまであることがわかりましたね」 「皆さんはどちらの場面が苦手ですか。後で行うロールプレイでは苦手な場面で練習してみましょう」 　→手を挙げてもらい，具体例を2名ほど聞く。

2. 考えよう　〜ケーススタディ〜　目安：15分

リーダー：司会 コ・リーダー： 　板書	ある場面を紹介します。会話を始める際，どのようなことが大切か考えてみて下さい。どなたかケーススタディを読んでいただけませんか。 「なぜ上司は怒ってしまったのでしょう。皆さんの考えを教えて下さい」 （回答例） 　・集中しなければいけないときに話しかけられたから 　・話しかけ方が唐突だから 「会話を始めるときは相手が今話せる状況かどうか見極める必要性があります」

ワークブック（p.10）

10

3. 会話を始めるときのスキル

> (1) あいさつをする
> (2) 相手の状況を確認する
>   「今、少しお時間よろしいですか？」「今、お忙しいですか？」
> (3) OKだったら「話し始める」
>   NGだったら「引き下がる」：「また後にします」「いつ頃ご都合がよろしいですか？」

ポイントは（2）の「相手の状況を確認する」です。相手の状況を確認すると、どんなメリットがあるでしょう？
-
-
-
-

4. やってみよう！（ロールプレイ）
3人一組になり、練習をしてみましょう。役割を決め、場面を共有したのちに練習しましょう。

＜場面例＞
・スタッフに相談したいが、受付で下を向いて何かをしている様子なので、話しかけてよいものかわからない。
・上司に机の上にある書類について聞きたい。
・昨夜のテレビの話をしたい。
・
・

5. まとめ
「あいさつをする」「会話を始める」ことは基本的なことですが、人間関係を構築する上で、とても重要なことです。
相手の状況を見極めることはどんな場面においても必要です。相手の状況を確認することで、相手を気遣っているというメッセージが伝わります。
グループ内でも積極的にあいさつと会話をしてみましょう。

3. 会話を始めるときのスキル　目安：10分

「一般的に言われる『会話を始めるときのスキル』を紹介します。ステップは3つです。1つずつ確認していきましょう」
→ 3. を読んでもらう。
「ポイントは，(2) の相手の状況を確認することです。相手の状況を確認することで，どんなメリットがあるでしょう」
（メリットの例）
・相手の邪魔をしない　・人間関係を壊さない

4. やってみよう　目安：25分

ポイント　SSTでは通常ロールプレイは1人ずつ，みんなの前で行う。人前に立つことが苦手というASDの特徴を考慮し，まず小グループでロールプレイをすることを推奨。メンバーの中で不安が少なく，よいモデリングになりそうな人がいる場合は，小グループのロールプレイ後に他のメンバーの前でやってもらってもよい。

| リーダー
コ・リーダー：
グループ設定
モデリング | 「今回練習した『あいさつをする』『会話を始める』を実際に練習してみましょう。練習は3人一組で行います。今からスタッフが回るので，その際やりたくない人は声をかけて下さい」
「3人組になりましたね。それでは3人でじゃんけんをし，勝った順に1～3の番号を付けて下さい」
「ロールプレイの役割を今決まった番号に応じて，順番にやっていきます。観察者の人は練習する人のいいところを見つけ，伝えて下さい」
「まずはスタッフがお手本をやってみるので，よく見ていて下さい」→お手本を見せる。
「場面が思い浮かばない人はワークブックを参考にして下さい」 |

番　号	役　割
1	スキルを練習する人
2	相手役
3	観察者

5. まとめ／宿題

まとめ	「やってみていかがだったでしょうか」 「あいさつや会話を始めることは基本的なことですが，人間関係を構築する上でとても重要なことです。相手の状況を見極めることはどんな場面においても必要です。相手の状況を確認することで，相手を気遣っているというメッセージは伝わります。グループ内でも積極的にあいさつと会話をしてみましょう」
感想	「今日の感想を1人一言ずつお願いします」
宿題	「今日の宿題はグループメンバーにあいさつをし，会話をすることです。次週どんな話をしたか報告して下さい」
帰りの会	p.11 参照

障害理解

生活しやすくするためには、自分の特徴をよく理解すること、周囲の理解や工夫が大切です。では、自分の何を理解すればいいのでしょう？
今日は一般的に言われる障害特徴について理解を深め、自分の特徴についても自己理解を深めましょう。

1. 発達障害とは？

発達障害は、脳機能の発達が関係する生まれつきの障害で、自閉症スペクトラム障害（自閉スペクトラム症）、注意欠如多動性障害、学習障害などがあります。
自閉症スペクトラム障害（Autism Spectrum Disorder）の有病率は1％超とされています。
DSM-Ⅳ、DSM-5（アメリカ精神医学会）、ICD-10（WHO）の診断名が混在して使用されることが多く、知的に遅れがない群に対して高機能自閉症（High-Functioning Autism：HFA）、高機能広汎性発達障害（HF-PDD）などと表現されることもあります（表4-1）。

表4-1　診断名と特徴の比較

広汎性発達障害 （PDD）	自閉症	高機能自閉症	アスペルガー障害	特定不能の広汎性発達障害
社会性の障害	○	○	○	△
興味や行動の常同性	○	○	○	△
言葉の遅れ	○	○	×	×
知的発達の遅れ	○	×	×	×

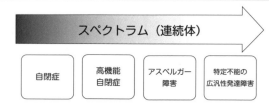

図4-1　自閉症スペクトラム障害、自閉スペクトラム症［DSM-5］
（ASD：Autism Spectrum Disorder）

2. ASDの特徴

①社会的コミュニケーションと相互関係における持続的な障害：一方的、独特な言葉遣い、文脈（話の流れや筋道）の理解がしづらさ、他者の感情や場の雰囲気を理解し、適切な行動や態度を取ることが苦手

例）・字義通りにしか他者の発言を理解できない
　　・意識せずに失礼なことを言ってしまう（相手がどう感じるか理解しにくい）
　　・視線が合いにくく、表情が乏しい
　　・相手の表情や声のトーンから感情を読み取ることや、自分の感情を認識することが苦手

第4回　障害理解／発達障害とは？

1. 始まりの会
2. ウォーミングアップ
3. 宿題報告：第3回宿題「グループメンバーにあいさつをし，会話をする」を確認する。
4. プログラム

【概要・目的】	・発達障害に対する基礎的な知識を得る。 ・自己理解を深める。 ・ディスカッションを通して障害を客観視できることを目指す。 ・自分と同じような生きづらさを持つ仲間がいることを知る。
準備するもの	ホワイトボード・筆記用具・クリップボード・ワークブック・ルール表

障害理解

1. 発達障害とは？　目安：10分

ポイント	・基礎的な知識を伝え，共通理解を得る。 ・「ASD」の用語を理解する。 ・さまざまな特徴を理解し，自分に当てはまる特徴を理解する。 ・グループ内のメンバーが持つ特徴の共通点を知り，共有する。
リーダー	ワークブックの冒頭部分を読む。 「発達障害について勉強された方はいらっしゃいますか？　ワークブックを読んでみましょう」 「ここにもあるように，診断には基準があり，その基準を満たす場合に診断されます。自閉症についても同様で，その医療機関（医師）が使用している診断基準や特徴の強弱によって診断名が異なります。しかし最近は，DSM-5という診断基準に改訂され自閉症スペクトラム障害という概念が用いられるようになり，今後一般化していくと考えられます。スペクトラムという聞きなれない言葉は，連続体を意味しており，重度の自閉症から診断はされなくてもその傾向が見られる人まで明確な境界がなく連続的に変化していく障害であること示しています。また，自閉症スペクトラム障害はASDと呼ばれることが一般的です。今後ASDという言葉がこのプログラムにおいても使われるようになるので覚えておいて下さい」

2. ASDの特徴　目安：15分

リーダー	「ASDは古くから3つの特徴が知られています。コミュニケーションの障害，社会性の障害，興味や行動の常同性です。ワークブックを読んでみましょう（①②を説明）」

②**限定した興味と反復行動**：こだわりが強く、些細な変化が苦手
　例）・予想外の事態で混乱してしまう
　　　・自分なりのルールや、やり方に固執してしまう
　　　・博物的な知識などの習得に没頭しやすい
　　　・生活習慣を変えられない
③**その他の特徴的な症状**
　例）・感覚の過敏・鈍麻：音、光、匂い、味、皮膚感覚
　　　・協調運動の障害：不器用、歩行や姿勢がぎこちない、球技が苦手
　　　・情報処理能力の偏り：視覚情報の処理が得意／細部にとらわれる／複数の情報を同時に処理できない
　　　・実行（遂行）機能：計画立案や実行が困難（見通しを立てにくい）／仕事などで適切な優先順位をつけられない
　　　・記憶の想起：過去の嫌な経験が想起されやすい、自分の意志で想起を止めることが難しい

3. 二次的な障害
　①心理面：自尊心の低下・不安感・対人恐怖・意欲の低下
　②行動面：ひきこもり・暴力・不登校
　③合併症：うつ病・双極性障害・PTSD（外傷後ストレス障害）・強迫性障害・睡眠障害

4. 成人の発達障害の治療とリハビリテーション
　①根本的な治療は研究段階
　②薬物治療：主として二次的な症状
　③精神療法（カウンセリング）
　④集団療法（デイケアなど）：
　　　障害特徴の理解、コミュニケーションスキル、社会性、ストレスや二次障害の対処法等を取り扱い、知識の習得や新たな体験をすることで、社会で生活しやすくなることを目標としています。また、自分と似たような特徴をもつ仲間と出会い、趣味や悩みを共有できる場でもあります。

5. 発達障害はその人の一部
　発達障害はあくまでもその人の一部に過ぎません。発達障害の影響を受けていない部分に目を向けることも重要です。
　発達障害は「能力のバラつき」「発達凸凹」とも言われます。確かに苦手なこともありますが、得意とすることもあります。
　生活をしやすくするために、苦手なことだけではなく、得意なことも含め、自己理解を深めることが大切です。

リーダー	（ワークのp.13にある②③を説明）「さらに，近年ではその他に特徴的な症状について知られるようになってきました」 「皆さんはこの中でどのようなことが当てはまりましたか？」

3. 二次的な障害　目安：5分

ポイント	・ASDの特徴がもたらしやすい，二次的な障害について理解する。 ・成人の場合，二次的な障害が出現してから発達障害の存在に気づかれることが多い。
リーダー	「ASDの特徴を持っていると対人関係のトラブルや困難が増えやすいため，それがストレスとなって二次的にさまざまな問題が生じやすくなります。ワークブックを見てみましょう」

4. 成人の発達障害の治療とリハビリテーション　目安：10分

ポイント	・ASDの治療とは何か？ リハビリテーションの重要性について理解する。 ・特徴をすべてネガティブに捉える必要はなく，捉え方や環境次第では自分の強みとして生かすことができることを理解する。
リーダー	「成人の発達障害の治療とリハビリテーションについてワークブックを見てみましょう。 　ASDを根本的に治す薬や方法は，現時点では残念ながら開発されておりません。薬物治療は二次的に生じる症状に対して使用されることはありますが，服薬の必要のない方が大半ではないでしょうか。困っていることを個別に相談する精神療法（心理療法，カウンセリング）や，今みなさんが行っているデイケアなどの集団療法が社会復帰のための有効な方法だと考えられています。デイケアでは障害特徴の理解，コミュニケーションスキル，社会性，ストレスや二次障害の対処法等を取り扱い，知識の習得や新たな体験をすることで，社会で生活しやすくなることを目標としています。また，自分と似たような特徴をもつ仲間と出会い，趣味や悩みを共有できる場でもあります」

5. 発達障害はその人の一部　目安：20分

ポイント	・自分自身＝発達障害という認識ではなく，自分自身の一部に発達障害の特徴があるということを理解する（問題の外在化）。 ・自分の特徴は捉え方次第で，ネガティブな面とポジティブな面とがあることを理解する。
リーダー	「ASD（発達障害）に対する1つの考え方について説明します（ワークブックを解説）」 「自分や家族，周囲の人が，このように発達障害を理解できていると，より生活がしやすくなるのではないかと考えています。後半の『自分にとって発達障害とは』のワークで，考えていきましょう」

ワークブック (p.14)

14

発達障害とは？

●ディスカッションの目的
　グループのメンバーと気持ちや困っていることを話し合います。話し合いを通し、分かち合うことや、生活しやすくなるヒントを見つけることを目的としています。

今日のテーマ：「自分にとって発達障害とは？」
「発達障害」は皆さんにとってどんな存在ですか？
こんなことで困っている／受診のきっかけ／診断されたときの心境／プラスまたはマイナスの存在？　どう付き合っていこうと思っている？　どんなことを書いて頂いても構いません。

1. あなたにとって「発達障害」とはどんな存在ですか？（絵でも図でもOK）

2. みんなの意見で参考になったことをメモしてみましょう

発達障害とは？

ディスカッション　目安：30分	
ポイント	・自分にとって発達障害の存在はどのようなものかを理解する。 ・障害特徴がどのような影響（良い面と悪い面）を及ぼしているかを理解する。 ・他のメンバーの捉え方が自分と違うことを理解し，視点を広げる。
リーダー	ワークブックの「ディスカッションの目的」を読む。 「自分にとっての発達障害の存在や影響についてディスカッションをしたいと思います。その準備として，ワークブックを使って，自分にとって発達障害がどのような存在なのか，1の枠内に記入して下さい（10分間）」 「それでは発表してくださる方は挙手をお願いします（メンバーの発言のよい面を評価し，ネガティブな意見は受け止めつつ別の見方を提示する）」
まとめ／宿題	
まとめ	「今日は前半に発達障害の基礎的な理解を深め，後半はディスカッションを行いました。発達障害のとらえ方はみなさんそれぞれだと思います。他の方の意見も聞き，参考にして下さい」
感想	「今日の感想を1人一言ずつお願いします」
宿題	「今日の宿題は新たに気づいた自分の特徴を伝えることです。今回あげた特徴以外に自分の特徴に気づいたことがあったら教えて下さい」
帰りの会	p.11 参照

会話を続ける

今回は積極的に「会話を続ける」方法について考えます。
　友人と仲良くしたいと思うときや、仕事で相手との関係を壊さないようにするときなど、他者との関係をうまく維持するためには良いコミュニケーションを取ることが必要です。そのためには、会話をうまく続けることが大切です。
　会話を続ける方法として、「開かれた質問」「自己開示」について考えていきましょう。

開かれた質問

1. 考えよう　～親子の会話～
　今から親子の会話を2つ紹介します。皆さんが感じたこと、気づいたことを教えてください。

＜A＞
親：今日は学校面白かった？
子：うん。
親：体育の授業では鉄棒したの？
子：うん。
親：上手くできたの？
子：うん。
親：じゃあ算数のテストはできたの？
子：うん。

＜B＞
親：今日は学校どうだった？
子：別にどうってことないけど……。
親：でも元気ないみたいだけど、何かあったの？
子：今日さー、同じクラスのマー君とケンカしちゃった。
親：どうしたの？
子：わざとじゃなかったんだけど、マー君の本を汚しちゃって……。

＜感じたこと＞
・Aのやりとりについて

・Bのやりとりについて

・皆さんが親の立場だったら、どのような聞き方をしますか

第5回　会話を続ける

1. 始まりの会
2. ウォーミングアップ
3. 宿題報告：第4回宿題「新たに気づいた自分の特徴を伝える」を確認する。
4. プログラム

【概要・目的】	・会話を続けるスキルには「開かれた質問」と「自己開示」があることを理解する。 ・一方的に話すのではなく，傾聴や質問をし，相手の話を引き出すことが重要であることを理解する。
準備するもの	ホワイトボード・筆記用具・クリップボード・ワークブック・ルール表
リーダー 　教示 　ルール確認	「今回は積極的に『会話を続ける』方法について考えます。友人と仲良くしたいと思うときや，仕事で相手との関係を壊さないようにするときなど，他者との関係をうまく維持するためには良いコミュニケーションを取ることが必要です。そのためには，会話をうまく続けることが大切です。会話を続ける方法として，『開かれた質問』『自己開示』について考えていきましょう」 「ルールについて確認します」

開かれた質問

1. 考えよう　〜親子の会話〜　　目安：15分

ポイント
・開かれた質問を使うことで，相手から多くの情報が得られることを理解する。
・相手に合う話題をあらかじめ用意できなくても会話ができることを理解する。

リーダー	「今から親子の会話を2つ紹介します。皆さんが感じたことを教えて下さい」 　→リーダー，コ・リーダーで親子の会話を再現する。 「会話の内容は学校であったことを聞いているという同じものですが，展開が違います。どのような違いがあるのか考えてみて下さい」
リーダー： 　意見を募る コ・リーダー： 　板書	「皆さんの意見を聞かせて下さい」 （回答例） 　・質問の仕方が違う 　・Aは質問攻めになっている印象がする 「質問の仕方によって，相手の答えやすさが変わり，会話が長く続くことがここからわかります。Bのような質問のことを『開かれた質問』と言います」

ワークブック（p.17）

2.「開かれた質問（Open question）」とは？

　質問には「開かれた質問」「閉じた質問」の2つに大きく分けて考えることができます。「音楽は好きですか？」「お昼ご飯は食べましたか？」のように「はい」「いいえ」で答えられる質問は「閉じた質問」といい、会話の発展性に乏しい聞き方です。「開かれた質問」とは、聞かれたことに対して「はい」「いいえ」では答えられない質問のことです。「開かれた質問」を使うと会話が続きやすくなり、相手は「自分の話に関心をもってくれている」とか「嬉しい」と感じます。また、話を引き出すことができ、相手をもっと知ることができます。「開かれた質問」は会話を続けるため、聞き上手になるための大切なスキルです。

　☆開かれた質問は英語の疑問文で使われる5W1Hを使ってうまく作ることができます。

表 5-1　開かれた質問をうまく作ってみよう

5W1H		具体例
When	いつ	いつ行ったのですか？／いつの話ですか？
Where	どこ	どこに行ったのですか？／どこにあるのですか？
Who	だれ	だれと行ったのですか？
What	なに	何をしたのですか？／何をするのが好きですか？
（Why）	（なぜ）	（なぜですか？／どうしてそれを選んだのですか？）
How	どのように	どのように行ったのですか？

注意点：「なぜ（Why）？」を使った質問は、相手が答えにくくなる場合があります。例えば、「なぜ、犬が好きなのですか？（答え：だって、好きなんだもん）」「どうして旅行に行くの？」など、特に理由もなく「なんとなく」ということに対しては聞かれても困ってしまうことや、詰問調になってしまうことがあるので、慣れないうちはあまり使わないほうが無難です。

3.　考えよう

　「昨日買い物に行ったんだ」と話してきた相手に対してはどのような「開かれた質問」ができますか？

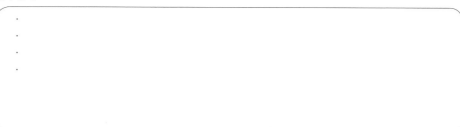

　話題に困ったときに開かれた質問をすると会話が続く場合があります。また、相手から話を引き出すことで楽に会話ができる場合もあります。上手に開かれた質問を使い、会話に対する苦手意識を減らしましょう。

2. 開かれた質問とは？　　目安：20分

ポイント
・開かれた質問はどのようなものか理解する。
・活用方法を知る。

| リーダー | 「開かれた質問とはどういうものでしょう。どなたか読んでみて下さい」
→ワークブックの2.を読んでもらう。
「中学生のとき，英語の授業で5W1Hを習ったと思いますが，それを使うと上手に『開かれた質問』を作ることができます」
→表5-1を説明。
「『なぜ（Why）？』を使った質問は，相手が答えにくくなる場合があります。例えば，『なぜ，犬が好きなのですか？（答え：だって，好きなんだもん）』『どうして旅行に行くの？』など，特に理由もなく『なんとなく』ということに対しては聞かれても困ってしまうことがあるので，慣れないうちはあまり使わないほうが無難です」
「『閉じた質問』とは，質問に対して『はい』『いいえ』で答えられる質問のことです。例えば，『音楽は好きですか？』（はい／いいえ），『お昼ご飯は食べましたか？』（はい／いいえ）」 |
|---|---|

3. 考えよう　　目安：10分

| リーダー | 「練習問題です。『昨日買い物に行ったんだ』と話してきた相手に対して，どのような開かれた質問が使えるでしょう」
（回答例）
　　・何を買ったの？　　・どこに行ったの？　　・誰と行ったの？
　　　　　　　　　　　　　　　　　　　　　　　　　　　　　　など
　※楽しかった？
→教示。よい質問ではあるが，開かれた質問ではないことを伝える。
「話題に困ったときに開かれた質問をすると会話が続く場合があります。また，相手から話を引き出すことで楽に会話をできる場合もあります。上手に開かれた質問を使い，会話に対する苦手意識を減らしましょう」 |
|---|---|

自己開示

4. 自己開示とは？

「自己開示」とは自分の情報を伝えるスキルです。

自己開示された人（聞き手）はその内容に応じて同程度の内容の自己開示を返しやすくなるとも言われています（自己開示の返報性）。このことによって相手との関係がより深まると考えることができます。しかし、初対面の人に深刻な相談をすると、相手を驚かせたり、困らせてしまったりするかもしれません。そのため、相手との関係性によって自己開示の程度を変える必要があります。適切な自己開示について考えていきましょう。

5. 自己開示の程度

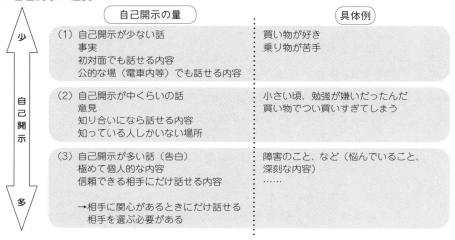

図5-1 自己開示の程度

6. やってみよう！（ロールプレイ）

開かれた質問と、自己開示をしてみましょう！

「休日は何をして過ごすのですか？」「趣味は何ですか？」などの開かれた質問の後に自己開示をして、会話を続けてみましょう。

7. まとめ

今回は会話を続けるためのスキルとして、「開かれた質問」「自己開示」について考えました。開かれた質問を使うと相手は話しやすくなります。自己開示を使うと相手は嬉しく感じます。この2つのスキルを組み合わせて、会話への苦手意識をなくしましょう。

自己開示

4. 自己開示とは？　目安：5分

ポイント
・自己開示とは何かを理解する。

リーダー
「会話を続けるスキルには『開かれた質問』ともう1つ，『自己開示』があります。自己開示は自分の情報を伝えることを言います」
　→ワークブックの「4. 自己開示とは？」を読む。

5. 自己開示の程度　目安：15分

ポイント
・自己開示には程度があることを理解する。
・自己開示には適切な程度があることを理解してもらう。ASDの人は距離の取り方が難しいことを考慮し，丁寧に説明をする。

リーダー
「自己開示の程度について考えてみましょう。表を見ながら聞いて下さい。上から，自己開示が少ない話，中くらいの話，多い話と並んでいます。自己開示の少ない話には事実が多く含まれ，どこでもどんな相手でも話せる内容のことが当てはまります（具体例）。自己開示の中くらいには事実に加え，意見が含まれます。知り合いの人に話すレベルがここに当たります（具体例）。自己開示の多い話は，きわめて個人的な内容，相談や悩みが含まれます（具体例）。この程度には個人差がありますが，一般的な程度をここで理解しましょう。知人程度の相手に対して，いきなり自己開示の多い話をすると驚かれてしまったり，仲良くなりたい相手に対していつまでも自己開示の少ない話をしていると関係が深まらなかったりします。自己開示の程度を使い分けることは難しいことですが，大事なことです」

ワークブック（p.18）

自己開示

4. 自己開示とは？

「自己開示」とは自分の情報を伝えるスキルです。

自己開示された人（聞き手）はその内容に応じて同程度の内容の自己開示を返しやすくなるとも言われています（自己開示の返報性）。このことによって相手との関係がより深まると考えることができます。しかし、初対面の人に深刻な相談をすると、相手を驚かせたり、困らせてしまったりするかもしれません。そのため、相手との関係性によって自己開示の程度を変える必要があります。適切な自己開示について考えていきましょう。

5. 自己開示の程度

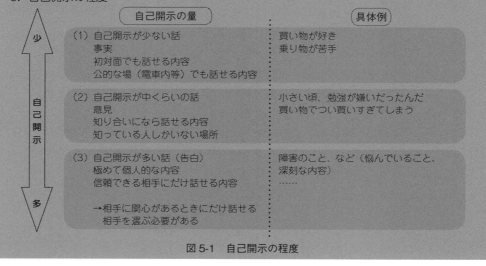

図5-1　自己開示の程度

6. やってみよう！（ロールプレイ）

開かれた質問と、自己開示をしてみましょう！

「休日は何をして過ごすのですか？」「趣味は何ですか？」などの開かれた質問の後に自己開示をして、会話を続けてみましょう。

7. まとめ

今回は会話を続けるためのスキルとして、「開かれた質問」「自己開示」について考えました。開かれた質問を使うと相手は話しやすくなります。自己開示を使うと相手は嬉しく感じます。この2つのスキルを組み合わせて、会話への苦手意識をなくしましょう。

6. やってみよう	目安：20分	
リーダー	「今回練習した『開かれた質問をする』『自己開示』を実際に練習してみましょう。練習は3人一組になり行います。今からスタッフが回るので，その際やりたくない人は声をかけて下さい」	
コ・リーダー 　グループ設定 　モデリング	「3人組になりましたね。それでは3人でじゃんけんをし，勝った順に1〜3の番号を付けて下さい」 「ロールプレイの役割を今決まった番号に応じて，順番にやっていきます。観察者の人は練習する人のよいところを見つけて，伝えて下さい」 「まずはスタッフがお手本をやってみるので，よく見ていて下さい。話し始めは『休日は何をして過ごしますか？』『趣味は何ですか？』などにするとスムーズだと思います」 ・モデリング	

番　号	役　割
1	スキルを練習する人
2	相手役
3	観察者

7. まとめ／宿題　目安：10分	
リーダー	「今日は会話を続けるためのスキルとして，『開かれた質問』『自己開示』について考えました。開かれた質問を使うと相手は話しやすくなります。自己開示を使うと相手は嬉しく感じます。この2つのスキルを組み合わせて，会話への苦手意識をなくしましょう」
感想	「今日の感想を1人一言ずつお願いします」
宿題	「今日の宿題はグループのメンバーに開かれた質問と自己開示を使って会話を続けることです。たくさん会話をして，お互いのことをより知っていきましょう」
帰りの会	p.11 参照

ワークブック（p.20）

会話を終える

> 相手と話をしているとき、時間切れになったり、話に行き詰まったりしたときには、会話を終わらせることが必要です。相手に遠慮して切り出せずに話を続けていると、自分の予定がくずれてしまったり、話に意識が向いていないことが相手に伝わったりと、相手との関係が悪くなる可能性があります。また「時間がないので」とだけストレートに伝えてしまうと、相手は「私と話すのが嫌なのかな？」と思い、悪い印象を持たれてしまうかもしれません。
> 上手に会話を終えることができるようになりましょう。

1. CESとは？

CESとはCommunication Enhancement Sessionの略で、ASDを持つ方がコミュニケーションを学ぶために開発された技法です（東京都立精神保健福祉センターにて開発）。

【場面】

Aさんは、バイト先で仕事が終わって帰ろうとしています。そのときバイト仲間であるBさんが話しかけてきました。しかし、Aさんはこのあと別の人との約束があり、あまりゆっくりできません。

Bさん：Aさん、聞いてよ〜。お客さんに怒られちゃった。私としては、よかれと思ってやったんだよ。もういやになっちゃうよ〜。
Aさん：（どのようなセリフがよいでしょう？）

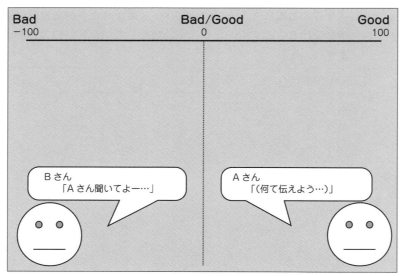

図6-1　CES（会話を終える）

第6回　会話を終える

1. 始まりの会
2. ウォーミングアップ
3. 宿題報告：第5回宿題「開かれた質問と自己開示を使う」を確認する。
4. プログラム

【概要・目的】	・CESの技法に慣れる。 ・適切な会話の終え方について学ぶ。 ・適切に自分の意思を主張する方法を学ぶ。
準備するもの	ホワイトボード・筆記用具・クリップボード・ワークブック・ルール表・マグネット・マジック・CES用のセリフボード（資料5）
リーダー 　教示 　ルール確認	（テキストの冒頭の縁取りの中の文章を読む） 「ルールについて確認します」

1. CESとは？　目安：50分

ポイント	・CESはASDの視覚優位性を利用した技法（東京都立精神保健福祉センターにて開発）。 ・メンバーの上手くいかなかった経験を用いると，過去の不快体験の想起につながりパニックを起こす可能性があるため，CESでは自分の経験と直接関係のない場面を用いて，他者の発言内容についての検討という形態をとる。 ・発言内容を客観的，視覚的に把握できること，同じ状況でもさまざまな答え方があること，セリフだけでなく発言の仕方（声のトーン，表情など）や相手との関係性によって相手の受け取り方が変化することを理解する。 ・コ・リーダーはホワイトボードの構造，セリフボードのメリット・デメリットの色の法則をメンバーに理解してもらえるよう意識する。
リーダー： CESの説明 実際にホワイトボードを指さしながら説明する。	「今日はCESの技法を使って，『会話を終える』上手な方法について考えていきます。CESの方法を説明します。まず，AさんとBさんが登場するある場面を紹介します。Aさんがどのように伝えると上手に会話を終えることができるのか，皆さんには考えて頂きます。その際，セリフの例をいくつか出しますので，そのセリフがGOODなのかBADなのかホワイトボードに貼ってもらい答えてもらいます。ホワイトボードの左に行けばいくほどGOOD（良い），右に行けばいくほどBAD（悪い）になります。どうしてその位置にセリフを貼ったのか，理由を教えて下さい」
リーダー	「やり方のわからない方はいますか？　それでは場面を紹介します」 　→ワークを読む。

ワークブック（p.20）

会話を終える

相手と話をしているとき、時間切れになったり、話に行き詰まったりしたときには、会話を終わらせることが必要です。相手に遠慮して切り出せずに話を続けていると、自分の予定がくずれてしまったり、話に意識が向いていないことが相手に伝わったりと、相手との関係が悪くなる可能性があります。また「時間がないので」とだけストレートに伝えてしまうと、相手は「私と話すのが嫌なのかな？」と思い、悪い印象を持たれてしまうかもしれません。
上手に会話を終えることができるようになりましょう。

1. CESとは？

CESとはCommunication Enhancement Sessionの略で、ASDを持つ方がコミュニケーションを学ぶために開発された技法です（東京都立精神保健福祉センターにて開発）。

【場面】
Aさんは、バイト先で仕事が終わって帰ろうとしています。そのときバイト仲間であるBさんが話しかけてきました。しかし、Aさんはこのあと別の人との約束があり、あまりゆっくりできません。

Bさん：Aさん、聞いてよ〜。お客さんに怒られちゃった。私としては、よかれと思ってやったんだよ。もういやになっちゃうよ〜。
Aさん：（どのようなセリフがよいでしょう？）

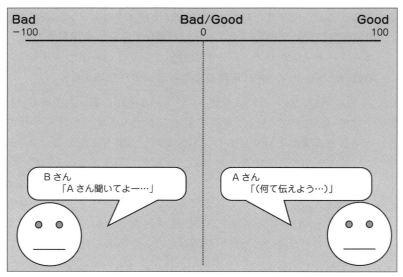

図6-1 CES（会話を終える）

リーダー：	「それではセリフを紹介します。このセリフはGOODでしょうか，BADでしょうか？」
セリフの提示	
コ・リーダー：	・メンバーを1名指名し，セリフボードとマグネットを手渡す。
意見をセリフ	「どうしてそこに貼りましたか？」
ボードに記入	・セリフに対して，良い点は青いマジックで，悪い点は赤いマジックで記入する。
	・状況に応じて，1つのセリフに対し3名程，意見を募る。
	・最終的にメンバーから出た意見の折衷（中間）あたりに，リーダーが貼り直し，そのセリフの良いところと悪いところをまとめる。

＜セリフボード内容＞
① 「その話，今じゃなくちゃだめ？」
② 「急いでいるから，また今度！」
③ 「えっ，大変だったね！　うんうん……へぇ～……」
　　（最初は共感的に，段々気のない返事にしていく）
④ 「そっか，うん，うん……」
　　（とりあえず聞いている。急いでいることは言わない）
⑤ 「そっか……大変だったね」
　　（とりあえず話を聞いてさりげなく話を終わらせようとする。少し歩きだす／時計を見る）
⑥ 「そっか。大変なことがあったんだね。ごめんね，聞いてあげたいんだけど今は時間がないんだ。今度でも大丈夫？」

＜解説＞
① 今は話を聞けないことを遠回しに伝えている。一方的，攻撃的な印象。
② やや一方的に会話を終えているが，話を聞けない理由を伝えている。
③ 最初は共感的に話を聞いている。しかし関心を示さないことで相手に話を切り上げさせる（相手への配慮はない）。
④ 共感的に話を受け止めているが，会話を終えられない。
⑤ 共感的に話を受け止め，非言語情報を使ったメッセージで会話を終える。
⑥ 共感的に話を受け止め，話を聞けない理由を伝え，謝罪とともに他の日程を提案している。

2. 「会話を終える」スキル

> (1) 相手の話の区切りがいいところまで待ち、その話を**受け止める**。
> 「そうなんだ～」「へえ、～だったんだね」
>
> (2) 一言断りを入れた後、簡単に**理由を伝える**。
> 「ごめんね、用事があってそろそろ行かなくちゃいけないんだ」
>
> (3) **お礼や気持ちを伝える**。
> 「また、今度」「今度、聞かせてください」
>
> (4) 申し訳ない仕草をする。

3. 考えよう
「会話を終える」場面には他にどんなものがあるか、具体的に考えてみましょう！

> ・急いでいるときに、同級生に話しかけられた。
> ・
> ・
> ・
> ・
> ・

4. やってみよう！（ロールプレイ）
3で考えた場面から1つ選び、練習してみましょう。

5. まとめ
「あいさつ」「会話を始める」「会話を続ける」「会話を終える」と、基本的な会話の一連の流れについて、ここまで扱ってきました。少しのスキルを加えることで印象がよくなること、状況を考えることの重要性を知って頂けたでしょうか？ 今後は、一歩進んで上手な主張の仕方について学んでいきます。

2. 「会話を終える」スキル　目安：10分	
ポイント	会話を終えるとき，どのようなスキルが必要となるか理解する。
リーダー	「セリフの紹介は以上になります。ホワイトボードを見て下さい。それぞれのセリフの良いところは青字で書かれています」 →ワークを読む。各セリフの良い点を確認する。
3. 考えよう　目安：10分	
ポイント	汎化できるような場面をイメージさせる。
リーダー	「会話を終える場面には他にどんなものがあるか，具体的に考えてみましょう」 （回答例） 　・調子が悪いとき　　・話の内容があまりにも理解できないとき 終えなくてはいけない状況や，単に話を終えたい場面などをあげてもらう。「4. やってみよう」で練習することを前提とした現実的な場面をあげてもらう。
4. やってみよう　目安：25分	
	「今回練習した『会話を終える』を実際に練習してみましょう。練習は3人一組になり行います。今からスタッフが回るので，その際やりたくない人は声をかけて下さい」 「3人組になりましたね。それでは3人でじゃんけんをし，勝った順に1～3の番号を付けて下さい」　→ロールプレイの見本をやる。 「ロールプレイの役割を今決まった番号に応じて，順番にやっていきます。観察者の人は練習する人のいいところを見つけ，伝えて下さい。まずはスタッフがお手本をやってみるので，よく見ていて下さい。3で考えた場面から1つ選び，ロールプレイをしてみましょう」 | 番号 | 役割 | |---|---| | 1 | スキルを練習する人 | | 2 | 相手役 | | 3 | 観察者 |
5. まとめ／宿題	
	「『あいさつ』『会話を始める』『会話を続ける』『会話を終える』と，基本的な会話の一連の流れについて，ここまで扱ってきました。少しのスキルを加えることで印象がよくなること，状況を考えることの重要性を知って頂けたでしょうか。今後は，一歩進んで上手な主張の仕方について学んでいきます。今日の感想を1人一言ずつお願いします」
宿題	「今日の宿題はグループのメンバーや家族との会話を途中で終えることです。会話の途中でちょっと席を立つときや，お手洗いに行くなどが練習しやすいかもしれません。ぜひ練習してみて下さい」
帰りの会	p.11 参照

ピア・サポート①

　今回はディスカッションプログラム「ピア・サポート」を行います。ピア・サポートとはメンバーさん同士がサポートし合う、つまり助言をし合うということです。誰にでも自分では気づかずに行っている工夫があるものです。自分では当たり前と思っている工夫も、他人からは新鮮な良いアイディアだったりします。困っていながらも工夫していることを意識的に考え、それをグループで共有してみましょう。

1. 苦手なことや困っていること、悩んでいることを記入してください。困っていることはいろいろあると思いますが、対人関係やコミュニケーションなど他者との関係によって生じることを中心に考えましょう。

〈付録1も参考に、いくつか書き込んでください〉

第7回　ピア・サポート①

1. 始まりの会
2. ウォーミングアップ
3. 宿題報告：第6回宿題「会話を終える」を確認する。
4. プログラム

【概要・目的】	・困り事への新たな対処法やそのヒントを学ぶ。 ・お互いの困り感や対処法を共有することで，自己理解を深める。 ・メンバーが助言し合うことで，グループの凝集性を高める。
準備するもの	ホワイトボード・筆記用具・クリップボード・ワークブック・ルール表 ワークブック付録1（本書 p.170 にも収載）
リーダー 　教示 　ルール確認	「今回のプログラムは『ピア・サポート』を行います。ピア・サポートとは，メンバーさん同士がサポートし合う，つまり"助言"をし合うということです。助言をし合うことは普段，知人や友人との間で自然に行われていることでもありますが，今日は意識的に行いましょう」 「それでは話し合いのルールを確認します」

1. 苦手なことや困っていることを挙げよう　目安：10分

ポイント　・困っていることを文章化（視覚化）することで，客観視する。

リーダー：司会	「みなさんが現在困っていることや苦手に感じていること，悩んでいることをいくつか挙げて下さい。箇条書きで構いません。その際『他のグループで出た意見（付録1）』を参考にして下さい。ただし困っていることといっても，『お金がない』『政治に不満がある』など，ディスカッションで解決しないようなものは除いて下さい。コミュニケーションスキルや対人関係など他者との関係で生じることを中心に考えると良いでしょう」 （10分程時間を設ける）

困っていることの共有・テーマの選定　目安：20分

リーダー：司会 コ・リーダー： 　板書	「1. で挙げたものから今日みんなで話し合ってみたい・相談してみたいテーマを3つ選んで発表して下さい。全ての困り事について話し合うことはできませんが，このグループで関心の高いテーマに絞りたいと思います。それでは困っていることを教えて下さい。出して下さることで，他のメンバーからの意見が得られますし，それがグループ全体のためにもなります。ここで発言された内容は口外しないのがルールなので，ぜひ安心してご発言下さい」 ＜進め方の工夫＞ ①発表に不安のあるメンバーに対して 　発表することに対し不安を呈しているメンバーに対しては保証をする。 　（例） 　　「他のメンバーのためにもなるので，発表してほしい」 　　「グループ内での発言は口外されない」

ワークブック (p.25)

2. 次に自分が「生活しやすくなるために行っている工夫」や、「こうしたらうまくいった」という経験について書いてください。些細な工夫や経験談が誰かの役に立つこともあります。

〈工夫していること〉

3. みなさんの話を聞いてみて、感じたことや、参考になったこと（ぜひ試してみたいこと）を下の欄に記入してください。

〈メモ：参考になったこと、試してみたいこと、思ったこと、感じていること〉

ピア・サポートプログラムは後半にもう一度あります。悩みを共有し、アイデアを出し合うことで、対処方法が増え、生活のしやすさにつながります。活発な意見をこれからもよろしくお願いします。

②板書について
　　コ・リーダーは，発表内容を簡潔に箇条書きしていく。共通する内容は統合し，「対人関係」「自己管理」などのカテゴリーに分類する。あらかじめホワイトボードにカテゴリーを明記して板書する方法もある。新しい困り事が出る度に，同じような困り感をもつメンバーに挙手してもらい人数を把握し，ディスカッションの優先順位を決める際に参考にする。また，困っている人が多い順を把握し，みんなが同様に困っていることを視覚的に確認する。

「それでは今回はこれらの困り事を扱いたいと思います」
・困っている人が多いもの，もしくは取り扱ってほしいとメンバーから希望があるものを取り扱う。
・取り扱う困り事はまず3つ（時間が許せばそれ以上取り扱う）。
・困り事の具体的な状況を確認する。

2. 生活しやすくなるための工夫　目安：10分

リーダー：司会	「1. で決めた今回取り扱う困り事について，自分が『生活しやすくなるために行っている工夫』や，『こうしたらうまくいった』という経験について書いて下さい。些細な工夫や経験談が誰かの役に立つこともあります」 ・本人にとっては当たり前の行動も，他の人にとっては気づかなかった工夫となることが多い。 ・意識せずにさまざまな工夫をしていることに気づく。

3. ピア・サポート：工夫や対処法の共有　目安：50分

ポイント	・発言しやすい雰囲気を作り，ピア・サポート機能を活用する。 ・似た体験をしている者がいること（共感）や，自分のアイデアが人に役立つということを体験する。
リーダー：教示 コ・リーダー： 　板書	「それではピア・サポートを始めたいと思います。○○さんが挙げて下さった困り事に対して，みなさんだったらどういった工夫や対応をしますか」 ・リーダーが中心となって話を進めるのではなく，困り事を挙げたメンバーが相談をし，他メンバーからアドバイスや意見をもらうという形を意識する。 ・時間が余れば，選んだ困り事以外のピアサポートを行う。

まとめ／宿題

まとめ	「困っていること・悩んでいることを1人で抱えていると解決方法が見つからず苦しくなってしまうことがあると思います。しかし今回行ったように仲間からアドバイスをもらったり話を聞いてもらうことで悩みが軽くなることを体験できたのではないでしょうか。ぜひピア・サポートの機会を大事にして下さい」
感想	「今日の感想を1人一言ずつお願いします」
宿題	ピア・サポートで得たアイデアを1つ実践する。
帰りの会	p.11 参照

ワークブック（p.28）

表情訓練
～笑顔は大切～

人間関係を円滑にするために笑顔はとても重要です。
第2回プログラムで「言語的コミュニケーション」「非言語的コミュニケーション」の話をしました。もちろん言葉のスキルを高めることも重要ですが、表情のスキルを高めることも大切です。
同じことを伝えるにしても笑顔で行うのと行わないのとでは、相手に与える印象が全く変わります（断るや謝罪するなどは別ですが……）。
どんな人でも、自分に向けられたニコッとした笑顔でのあいさつや会話は、気持ちがよく居心地のよさを感じるでしょう。笑顔で人間関係を築いていると付き合いやすくなります。そして、周りの人たちにとっても、気持ちがよいものです。笑顔の習慣を身につけましょう。

1．まずは意識的に

筋肉は使っていないと動きにくくなるものです。顔の筋肉を動きやすく、柔らかくするためにも日々の訓練を習慣化してみてはいかがでしょうか。

①練習してみよう
　・割りばし練習
　・「ハッピー、ラッキー、スパイシー！！」

②実践してみよう　挨拶＋ニコッ
　伏し目がちで、暗い声の挨拶は、相手をゆううつにさせてしまうかもしれません。「おはよう」「お疲れ様です」など、挨拶をするときには相手の顔を見てニコッと笑うルールを設けて、笑顔になる回数を増やしてみませんか？　笑顔になることで声のトーンも明るくなります。
　今日帰るときの挨拶で実践してみましょう！

2．笑顔の効果

　・気持ちも元気に？
　・自律神経が整う？
　・免疫機能活性ホルモンが分泌される？

第8回　表情訓練／相手の気持ちを考える

1. 始まりの会
2. 宿題報告：第7回宿題「ピア・サポートで得たアイデアを1つ実施する」を確認する。
  （ウォーミングアップは『表情訓練』で代替できるので，実施しない）
3. プログラム

【概要・目的】	・表情への意識を強化する。 ・簡単な笑顔の練習方法を伝え，生活に取り入れられるようにする。 ・トレーニングを共有することで一体感を得る。 ・相手の気持ちを考えることへの意識を強化する。 ・相手への配慮を示すことの重要性について理解する。
準備するもの	ホワイトボード・筆記用具・クリップボード・ワークブック・ルール表・割りばし
リーダー 　教示 　ルール確認	「今回は『表情訓練／相手の気持ちを考える』をテーマに学習していきます。表情の重要性については第2回プログラムでお話ししました。また，相手の気持ちを読むことは良好な対人関係を築く上でとても重要なことです」 　→ワークの冒頭部分を読む。 「ルールについて確認します」

表情訓練

リーダー	「まずは表情訓練から始めていきます。ワークブックを見て下さい」

1. まずは意識的に　目安：20分

　ポイント　・表情への意識を高める。
　　　　　　・抵抗感の強いメンバーもいるので配慮をする。

表情訓練
~笑顔は大切~

人間関係を円滑にするために笑顔はとても重要です。
第2回プログラムで「言語的コミュニケーション」「非言語的コミュニケーション」の話をしました。もちろん言葉のスキルを高めることも重要ですが、表情のスキルを高めることも大切です。
同じことを伝えるにしても笑顔で行うのと行わないのとでは、相手に与える印象が全く変わります（断るや謝罪するなどは別ですが……）。
どんな人でも、自分に向けられたニコッとした笑顔でのあいさつや会話は、気持ちがよく居心地のよさを感じるでしょう。笑顔で人間関係を築いていると付き合いやすくなります。そして、周りの人たちにとっても、気持ちがよいものです。笑顔の習慣を身につけましょう。

1. まずは意識的に
筋肉は使っていないと動きにくくなるものです。顔の筋肉を動きやすく、柔らかくするためにも日々の訓練を習慣化してみてはいかがでしょうか。

①練習してみよう
　　・割りばし練習
　　・「ハッピー、ラッキー、スパイシー！！」

②実践してみよう　挨拶＋ニコッ

　伏し目がちで、暗い声の挨拶は、相手をゆううつにさせてしまうかもしれません。「おはよう」「お疲れ様です」など、挨拶をするときには相手の顔を見てニコッと笑うルールを設けて、笑顔になる回数を増やしてみませんか？　笑顔になることで声のトーンも明るくなります。
　今日帰るときの挨拶で実践してみましょう！

2. 笑顔の効果
　・気持ちも元気に？
　・自律神経が整う？
　・免疫機能活性ホルモンが分泌される？

リーダー	①練習してみよう 「筋肉は使っていないと動きにくくなるものです。顔の筋肉を動きやすく，柔らかくするためにも日々の訓練を習慣化してみてはいかがでしょうか」 ・**割りばし練習** 　1. 割りばしを横にして歯で軽く，くわえる。 　　上下の前歯2本ずつで軽く割りばしをかむ。口角が割りばしより上がっているかをチェックする。 　2. 口角を割りばしの上まで上げ30秒キープ。 　　割りばしをくわえたまま，指を使って口角をこれ以上上がらない位置まで上げ，30秒キープする。 　3. 口角はそのままにして割りばしをそっと抜く。 　　2.の状態の口のまま，割りばしをそっと横に抜く。 　4. もう一度割りばしをくわえ「イ」と発音。 　　割りばしを，1と同じ状態でくわえ，30秒間「イ，イ……」と繰り返しつつ，口角を上げ下げする。 　5. 手を添え，口角と周りの筋肉を優しく上げる。 　　割りばしを抜き，両手のひらでほおを押し上げ，「イチ，ニイ，スリイ，シイ」と30秒間発声する。 ・**ハッピー体操** 　1. 力を入れて大きく伸びをし，顔や手をほぐす。 　　伸びをする。15秒「顔をしかめる→目を見開く」を繰り返し，15秒手をグーパーさせ，最後に肩を後ろに回し下ろす。 　2. リズミカルに深呼吸しリラックスする。 　　軽く目を閉じ，深呼吸。最初はリズミカルに30秒。次に，鼻から3秒で大きく吸い，2秒息を止め，15秒かけて口からゆっくり吐く，を6セット行う。 　3. 息を吐くときに手もゆっくりと前に出す。 　　呼吸が整ったら，呼吸に身体の動きをつけてみる。息を吐くときは，手のひらをパーにし，吐くのに合わせてゆっくり前に出していく。余裕がある人は吐くときに，下腹に力を入れてみる。 　4. 息を吸うときは緊張感を出すグーの手を作る。 　　息を吸うときは目を開け，呼吸に合わせ，緊張を表すグーにした手を胸に寄せる。息を吐くときは再び目を閉じ手を開きリラックス。 　5. 語尾が「イ」の言葉を，手を広げ声に出して連呼。 　　目を開けて，語尾が「イ」の言葉を声を出し連呼。「ラッキー」「ハッピー」など，ポジティブな言葉を選ぶ。「スパイシー」の代わりの言葉としては「ファンタジー」「ヘルシー」「いなりずし」「ちらしずし」「みそにこみ」など，楽しい気分になれる言葉をメンバーから募ってもよい。 ②実践してみよう（テキストを読む）

2. 笑顔の効果　目安：5分

リーダー	「笑顔の効果には気持ちも元気になったり，自律神経を整えたり，免疫機能活性ホルモンが分泌されるなどと言われています。笑顔の習慣を身につけましょう」

相手の気持ちを考える

> 次に、いくつかの場面を通して、「相手の気持ちを考える」ことを学習します。
> 　円滑な対人関係を築く上で、「相手の気持ちを考える（意図を推測する）」ことはどんなときも大切なことです。相手の思いや状況を考慮せずに、自分の事情だけで行動をしてしまうと、「自己中心的な人だ」「考えてくれていない」と思われ、関係にヒビが入ってしまう可能性があります。また相手のことを考えすぎて、結局何もできなかったという経験を持っている方もいるでしょう。相手が何をして欲しいのかを考えて、行動することも大切です。

1. 考えてみよう！

初めに「関心のない話をされた」場面を考えます。関心のない話を聞くことは、退屈であり、ストレスのかかることです。そんなとき、相手の気持ちを考えることは非常に難しいことだと思います。なぜ自分に話をしてくるのか、自分にどうして欲しいのかという視点で相手の気持ちを考えてみましょう。

【場面】
休み時間、Aさんが座ってボーっとしていると、Bさんが話しかけてきました。しかし、その話題はAさんの関心のない芸能人の話でした。

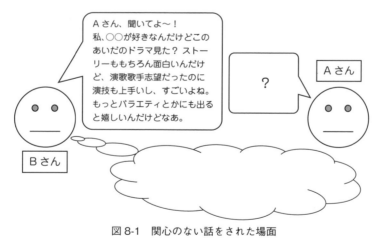

図8-1　関心のない話をされた場面

相手の気持ちを考えた上での対応

相手の気持ちを考える

1. 考えてみよう！　目安：15分

ポイント	・相手がどのような気持ちで話をしているのかを考える。 ・"自分は関心がない"というメッセージを伝えると相手がどう思うか／相手の気持ちを配慮してどのような発言ができるかを考える。
リーダー	ワーク冒頭を読む。もしくはメンバーに読んでもらう。 「Bさんはどのような気持ちでAさんに話をしているのでしょうか」 「Bさんは芸能人○○さんに対して好意的な感情を持っています。Bさんの気持ちを配慮した上で，どのような対応ができるか考えてみましょう」 →ワークを読む。
リーダー： 　意見を募る コ・リーダー： 　板書	「皆さんの意見を聞かせて下さい」 （回答例） 　・へぇ，すごい人なんだね！ 　・そうなんだ。○○さんについて詳しくないんだけど，どんな人なのか教えてくれる？ 「たとえ自分に関心がない話題だとしても，そのまま"自分は関心がありません"という態度でいては相手の気分を害しかねません。相手の気持ちを考え，尊重することで円滑に会話を続けることができます」

ワークブック（p.30）

30

2. 考えてみよう

　他の場面での相手の気持ちを考えてみましょう！
　相手の気持ちを考えることが難しいと感じた体験はありますか？

場　面	相手の気持ち	対　処
デイケアのあとお茶に誘われた		
SNS交換をしたいと言われた		
「よく気付くね」とほめられた		
質問したら「自分で考えて」と怒られた		

3. まとめ

　今回は、『表情訓練／相手の気持ちを考える』の2つのテーマを取り上げました。『表情』とは自分が相手へ発するメッセージであり、『相手の気持ちを考える』ということは相手の発するメッセージを適切に受け取ろうとすることを意味します。コミュニケーションは双方向であることが改めてわかりますね。

　相手の気持ちや意図を考えることは色々な可能性が想定されるので、相手に確認しないとわからないものもあります。大切なのは相手の善意を見逃さないことではないでしょうか。たとえ相手の気持ちや意図とは違っても、そのような配慮をしたこと自体は相手に伝わるものです。配慮を示すだけで、相手との関係を維持しやすくなります。相手の気持ちを考える癖をつけましょう。

2. 考えてみよう　目安：50分

ポイント
- さまざまな状況で相手の気持ちを読んで対応するためのヒントを得る。また，読むのが難しい状況を共有する。
- 相手の気持ちを読むことは正解が1つではなく複数の可能性が想定されることを体験する。

リーダー	「他の場面での相手の気持ちを考えてみましょう。まず始めは『デイケアのあとお茶に誘われた』という状況です。その他のワークに書いてある場面についても，相手の気持ちと，対処について考えてみましょう」
リーダー： 　意見を募る コ・リーダー： 　板書	「皆さんの意見を聞かせて下さい」 ・各場面につき5～10分を目安に意見を募る。 「他に相手の気持ちを読むのが難しいと感じた状況はありますか」 ・どのようなところが難しいと感じたのかを確認しながら場面について聞く。 ・各場面における「相手の気持ち」と「対処」について意見を募りディスカッションを行う。

3. まとめ／宿題

まとめ	「今日は『表情訓練／相手の気持ちを考える』の2つのテーマを取り上げました。『表情』とは自分が相手へ発するメッセージであり，『相手の気持ちを考える』ということは相手の発するメッセージを適切に受け取ろうとすることを意味します。コミュニケーションは双方向であることが改めてわかりますね。相手の気持ちや意図を考えることは色々な可能性が想定されるので，相手に確認しないとわからないものもあります。大切なのは相手の善意を見逃さないことではないでしょうか。たとえ相手の気持ちや意図とは違っても，そのような配慮をしたこと自体は相手に伝わるものです。配慮を示すだけで，相手との関係を維持しやすくなります。相手の気持ちを考える癖をつけましょう」
感想	「今日の感想を1人一言ずつお願いします」
宿題	「今回の宿題は，グループのメンバーや家族の方との会話の中で，相手がどのような気持ちかを考えながら会話をすることです。もしも会話の中で実践するのが難しい場合は，会話を振り返って相手の気持ちを考えることでもいいです。また，ぜひ割りばし練習・ハッピー体操もしてみて下さい」
帰りの会	p.11 参照

感情のコントロール①
~「不安」の感情~

感情には喜びや不安や怒りなど、さまざまなものがあります。人はそれらの感情を認識し、コントロールすることでいろいろな場面に対応します。しかし自分に生じた感情を正確に認識することや、それを思い通りにコントロールすることは簡単ではありません。
今日は認知行動療法の考え方を利用しながら、自分の中で生じる感情について認識し、それと同時に生じる身体の反応について学習します。

1. 認知行動療法の基本モデル

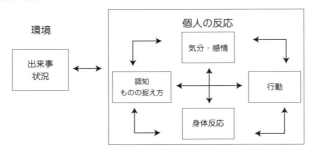

図9-1　認知行動療法の基本モデル

2. 嬉しい感情
いくつかの状況を紹介します。このとき、みなさんはどれくらい嬉しいと感じますか？

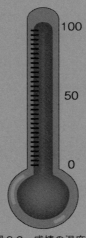

図9-2　感情の温度計

第9回　感情のコントロール①（不安）

1. 始まりの会
2. ウォーミングアップ
3. 宿題報告：第8回宿題「相手の気持ちを考えながら会話をする」を確認する。
4. プログラム

【概要・目的】	・同じ状況であっても人によって感じ方が違うこと，同じ感情であっても感情の強さに違いがあることを学ぶ。 ・自分の状態を客観的に把握する手段を学ぶ（認知行動療法モデルを参考）。 ・感情への対処法を共有する。
準備するもの	ホワイトボード・筆記用具・クリップボード・ワークブック・ルール表・マグネット・ワーク用の状況カード（資料7）・ワーク用の人の図（資料7）・スズランテープ（約200cm用意し，20cm間隔で，0～100の目盛を付ける）
リーダー 　教示 　ルール確認	（テキストの冒頭の縁取りの中の文章を読む） 「ルールを確認します」

1. 認知行動療法の基本モデル　目安：10分

ポイント	・認知行動療法，個人の4つの反応について概ね理解する。 ・苦手な人が多い，感情の認知とコントロールが今回のテーマであることを理解する。
リーダー	「認知行動療法については第3回あいさつのプログラムで少し扱いました。人はある状況や出来事に対して，4つの反応があるとされています。認知／ものの捉え方，気分／感情，身体反応，行動の4つです。 例えば，犬嫌いの人は犬に遭遇する状況に対して，『噛まれる』と認知し，『恐怖』感情になり，『冷や汗』という身体反応を起こし，『逃げる』という行動を起こします。しかし，犬が好きな人は全く違う反応を起こします。このように，同じ状況であっても人の起こす反応は違います。自分にとって害のない反応であれば良いのですが，『不安』や『怒り』などの感情の反応が続くのはとてもストレスフルなことです。工夫しやすい認知と行動を変え，ストレスを軽減することが認知行動療法の考え方です。今回と次回は認知行動療法の技法を使い，多くのASDの方が苦手とする感情のコントロールについて学んでいきたいと思います」

感情のコントロール①
～「不安」の感情～

感情には喜びや不安や怒りなど、さまざまなものがあります。人はそれらの感情を認識し、コントロールすることでいろいろな場面に対応します。しかし自分に生じた感情を正確に認識することや、それを思い通りにコントロールすることは簡単ではありません。
今日は認知行動療法の考え方を利用しながら、自分の中で生じる感情について認識し、それと同時に生じる身体の反応について学習します。

1. 認知行動療法の基本モデル

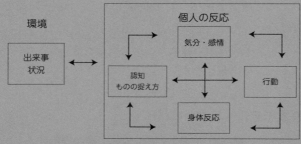

図9-1　認知行動療法の基本モデル

2. 嬉しい感情

いくつかの状況を紹介します。このとき、みなさんはどれくらい嬉しいと感じますか？

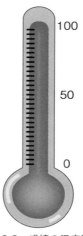

図9-2　感情の温度計

2. 嬉しい感情　目安：15 分

ポイント
- 同じ "嬉しい" という感情であっても自分の中でさまざまな程度があること，人によって同じ状況でも感じ方は違うことを学ぶ。
- 温度に合わせた自分の状況を振り返る練習をする。

リーダー：教示 コ・リーダー： 　道具の例示 　やり方の例示	「まずは嬉しい感情について，いくつかの状況を紹介しますので，このときにみなさんがどれくらい嬉しいと感じるか教えて下さい」 「ワークブックに温度計が描かれていますが，今日は"感情の温度計"を使ってワークをします。このスズランテープを見て下さい。これは"感情の温度計"です。0の目盛がまったくうれしくない状態，100が100％とっても嬉しい気持ちを表しています」 ・スズランテープを見せ，椅子の輪の中心あたりの床にテープで張り付ける。 「例えば嬉しい気持ちが 70 のときはこのように表します」 ・リーダーの教示を聞き，コ・リーダーがスズランテープの 70 の目盛の横に立ち，例示する。 「では，みなさんこの状況はいかがでしょう」 ・資料 7 の状況カードを提示する。 「どなたか前に出て教えて下さい」 ・各状況につき 3 名程，温度計の横に立ってもらう。 「どうしてその温度なのか教えていただけますか」 ・温度に合わせた自分の状況について説明してもらう。 「ここで理解して頂きたかったのは，同じ状況であっても人によって感じ方が違うこと，同じ感情であっても程度があることです。今度は，私たちにとって困った感情である『不安』について考えてみましょう」

ワークブック (p.33)

3. 不安の感情チェックリスト
    (1) 皆さんが「不安」に感じるのはどんなときですか？ 当てはまるものに○を付けてください。それ以外にも不安になる状況があれば教えてください。

表 9-1　不安の感情チェックリスト

状　況	チェック
1.　明日大切な用事があるのに、なかなか寝付けない	
2.　誰かにいやがらせをされる	
3.　毒ヘビや毒グモに刺される	
4.　嫌な夢を見る	
5.　1人になる	
6.　主治医や担当スタッフの交代	
7.　自分が他人からどう思われているか気になって仕方がない	
8.　新しい場所に行く	
9.　高い場所、人混み	
10.　両親や自分の大切に思っている人同士の喧嘩	
11.　就職面接、職場面接	
12.　工事現場、騒音	
13.　体調が悪いのに、原因がわからない	
14.　やったことのない課題を1人で任された	
15.　財布を忘れた	
16.　生活費が足りなくなりそうなのに、給料日まで2週間もある	
17.　期日が迫っているのに、作業がはかどらない	
18.　予定が急に変更された	
19.　暗いニュースを見て、自分の大切な人が巻き込まれたらどうしようと考える	
20.　自立しなければならない	

その他に自分が不安を感じる状況
・
・
・

3. 不安の感情　　（1）チェックリスト　目安：20分

ポイント
- どのような状況で自分が不安になるか明らかにする。
- 環境的な不安や対人的な不安など，不安になる状況にはさまざまなものがあることを理解する。

リーダー：教示	「次は不安の感情についてです」
コ・リーダー：板書	「みなさんはどんなときに不安に感じますか。20項目の中で当てはまるものに○をつけて下さい。また，それ以外にも不安になる状況があればその下に挙げて下さい」 （5分程時間を設ける） 「みなさんがどの状況に不安を感じるか教えて下さい。それでは『1．明日大切な用事があるのに，なかなか寝付けない』が当てはまる方？」

- 各項目について挙手で意見を共有する。

「ここで挙がっていないもので他にどのような不安な状況がありますか」
　　→意見を聞く。

メンバーのアセスメントに利用

状　況	カテゴリー
1. 明日大切な用事があるのに、なかなか寝付けない	生活
2. 誰かにいやがらせをされる	対人関係
3. 毒ヘビや毒グモに刺される	身体
4. 嫌な夢を見る	生活
5. 1人になる	対人 関係
6. 主治医や担当スタッフの交代	変化
7. 自分が他人からどう思われているか気になって仕方がない	対人関係
8. 新しい場所に行く	変化
9. 高い場所、人混み	環境
10. 両親や自分の大切に思っている人同士の喧嘩	トラブル
11. 就職面接、職場面接	環境
12. 工事現場、騒音	環境
13. 体調が悪いのに、原因がわからない	身体
14. やったことのない課題を1人で任された	責任
15. 財布を忘れた	トラブル
16. 生活費が足りなくなりそうなのに、給料日まで2週間もある	計画性
17. 期日が迫っているのに、作業がはかどらない	計画性
18. 予定が急に変更された	変化
19. 暗いニュースを見て、自分の大切な人が巻き込まれたらどうしようと考える	トラブル
20. 自立しなければならない	責任・計画性

(2) (1) で自分に当てはまった状況で、「不安」の強さはどのくらいでしたか？
温度計に書き込んでください。

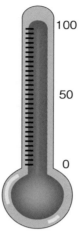

図 9-3 「不安」の感情の温度計

(3) 不安を感じるとき、どんな変化がありますか？
心拍数／呼吸／筋肉／姿勢／顔の表情／話し方／考え方

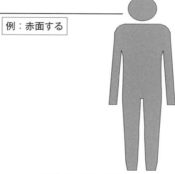

図 9-4 身体の変化

(4) 「不安」の感情の対処法を身につけよう！

例：散歩をして気分転換をする

3．不安の感情	（2）不安の温度計　目安：15分	
ポイント	・どのような状況において自分が不安を感じるか知る。 ・その不安の程度について知る。	
リーダー	「(1) で自分に当てはまった状況が，どのくらいの不安の強さであったか，別紙の温度計に書き込みましょう」	
3．不安の感情	（3）身体反応　目安：15分	
ポイント	・身体反応にはどのようなものがあるか理解する。 ・感情が身体反応にも影響することを理解する。	
リーダー：司会 コ・リーダー： 　　　　板書	「不安に感じているときにどのような変化が起こるでしょう。例えば，心拍数・呼吸・筋肉・姿勢……の変化など，思いつくものをこの人の図に書き込んで下さい」 「どなたか教えていただけますか」 ・ホワイトボードに拡大した人の図を貼り（もしくは描く），出た意見をコ・リーダーがマーカーで記入していく。	
3．不安の感情	（4）対処法　目安：20分	
ポイント	・不安に対しての対処を学ぶ。 ・対処にはさまざまな種類があることを理解する。 ・不安に気づくことが対策を考える上で役立つことを理解する。	
リーダー	「みなさん，不安なときにどのような対処をしていますか。教えて下さい」 ・メンバー同士で対処法を共有する。 　　（回答例） 　　　リラックス……好きな写真を見る，お風呂に入る 　　　身体を動かす 　　　相談する 　　　認知を変える……「大丈夫」と繰り返す	
まとめ／宿題		
まとめ	「今日は『不安』を中心に取り上げましたが，同じ状況でも人によって生じる感情が違うこと，さらには同じ感情であっても個人差（強さの違い）があることが実感できたのではないでしょうか。次回は，引き続き感情のコントロールとして『怒り』の感情について扱いたいと思います」	
感想	「今日の感想を1人一言ずつお願いします」	
宿題	「次回までにもしも不安に感じる出来事があったら，今日やったワークを思い出して，"感情の温度計"で何度だったか，どんな変化があったか，可能であったらご自分で振り返ってみて下さい。客観的に振り返る練習をし，次回報告していただきたいと思います」	
帰りの会	p.11 参照	

感情のコントロール②
～「怒り」の感情～

1. 怒りの感情チェックリスト
   (1) 次に挙げるリストは、人が怒りを感じる状況です。自分に当てはまるものに○をつけてください。その他に自分が怒りを感じるものがあれば、記載してください。

表10-1　怒りの感情チェックリスト

状　　況	チェック
1. 自分が話題を勘違いしたとき	
2. 友達が自分と遊んでくれないとき	
3. 公平に扱われないと感じたとき	
4. 大声で怒鳴られたとき	
5. ゲーム中に人が割り込んでくるとき	
6. やりたいと思っていることを止められたとき	
7. 他の人が自分より注目を浴びているとき	
8. 人が自分の悪口を言っているとき	
9. サッカー（野球、オリンピック競技など）で日本代表が負けているとき	
10. 誰かが自分の家族に、失礼な態度を取ったとき	
11. 友達がいじめられているとき	
12. 誰かに嘘つきと言われたとき	
13. 誰かに押されたり、足を踏まれたとき	
14. 物が壊れたとき	
15. 誰かが自分の持ち物を無断で使っているとき	
16. 集中したいのに、周りがうるさいとき	
17. やりたくないことをやるとき	
18. 他の人が怒っているとき	
19. 自分の話を聞いてもらえないとき	
20. 自分のことがわかってもらえないとき	

その他に自分が怒りを感じる状況
-
-
-

第10回　感情のコントロール②（怒り）

1. 始まりの会
2. ウォーミングアップ
3. 宿題報告：第9回宿題「不安な状況と対処の報告」を確認する。
4. プログラム

【概要・目的】	（前回と同じ）
準備するもの	ホワイトボード・筆記用具・クリップボード・ワークブック・ルール表・マグネット・ワーク用の人の図（資料7）
リーダー 　教示 　ルール確認	「前回に引き続き感情のコントロールについて取り上げます。今回は『怒り』の感情についてです。感情のコントロールの中でも，怒りのコントロールを苦手とする人は多いと思いますが，ご自分で振り返る練習をしてみたいと思います」 「それでは，ルールを確認します」
1. 怒りの感情	（1）チェックリスト　目安：20分
ポイント	怒りの感情がどのような状況のときにあるのか，理解する。
リーダー	「みなさんはどんなときに怒りを感じますか。20項目の中で当てはまるものに〇をつけて下さい。また，それ以外にも怒りを感じる状況があればその下に挙げて下さい」（5分程時間を設ける） 「みなさんがどの状況に怒りを感じるか教えて下さい。それでは『1. 自分が話題を勘違いしたとき』が当てはまる方？」 ・各項目について挙手で意見を共有する。 「ここで挙がっていないもので他にどのような怒りを感じる状況がありますか」 ・怒りを感じやすい状況をメンバーで共有する。

(2) (1) で自分に当てはまった状況で、「怒り」の強さはどのくらいでしたか？
温度計に書き込んでください。

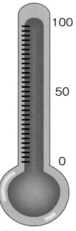

図 10-1 「怒り」の感情の温度計

(3) 怒りを感じるとき、どんな変化がありますか？
心拍数／呼吸／筋肉／姿勢／顔の表情／話し方／考え方

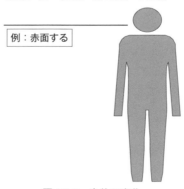

例：赤面する

図 10-2 身体の変化

(4) 「怒り」の感情の対処法を身につけよう！

例：深呼吸をする

1. 怒りの感情	（2）怒りの温度計　目安：30 分	
リーダー コ・リーダー： 　板書	「（1）で自分に当てはまった状況が，どのくらいの怒りの強さであったか，別紙の"感情の温度計"に書き込みましょう」 ・前回，欠席者がいる場合は前回のマニュアルを参考に"感情の温度計"についての説明をする。（10 分程，時間を設ける） 「みなさん，この状況はいかがでしょう。どなたか教えて下さい」	
1. 怒りの感情	（3）身体反応　目安：20 分	
リーダー：司会 コ・リーダー： 　教示	「怒りを感じているときにどのような変化があるでしょう。例えば，心拍数・呼吸・筋肉・姿勢……の変化など，思いつくものをプリントの人の図に書き込んで下さい」 「どなたか教えていただけますか」 ・ホワイトボードに拡大した人の図を貼り，出た意見をコ・リーダーがマーカーで記入していく。 ・身体的な変化だけでなく認知的な変化に関する意見もひろう。	
1. 怒りの感情	（4）怒りの感情の対処法　目安：30 分	
リーダー：司会 コ・リーダー： 　板書	怒りの対処法について共有する。 「みなさん，怒りを感じるときにどのような対処をしていますか。教えて下さい」 ・メンバー同士で対処法を共有する。	
まとめ／宿題		
まとめ	「2 回に渡って"感情のコントロール"について取り上げてきました。今回のプログラムでは，自分の感情を認識していただくことが大きな目的でした。自分でも気づかなかった感情があることや，同じ状況でも人によって生じる感情が違うこと，さらには同じ感情でも個人差（強さの違い）があることを感じられたのではないでしょうか。感情を認識することによって，客観的に自分の状態を把握しやすくなったり，コミュニケーションのバリエーションが広がります」 「今後『不安』や『怒り』以外の困った感情についても検討していけるといいですね。そして，その次のステップとしてその感情への対処法を身につけられることが，生活のしやすさにつながると思います。ご自分に合った対処法が見つけられるように今後も考えていきましょう」	
感想	「今日の感想を 1 人一言ずつお願いします」	
宿題	「今回扱った『不安』『怒り』の感情以外で，自分の感情を客観的に振り返ってみましょう。例えば，『悲しい』出来事があったとき，『楽しい』ことをしているときの感情の温度や変化はどうでしょうか。来週，どのような感情を振り返ることができたか教えて下さい」	
帰りの会	p.11 参照	

上手に頼む

　日常生活の中で自分1人ではできないことや手伝ってもらいたいことがあるときには、人に頼むことが必要です。相手に遠慮をしたり、自分だけでできると勝手に判断して、頼まずにいると、仕事を抱え込んでしまったり、やらなくてはいけないことができなかったりします。頼み事が上手にできると、相手に受け入れてもらいやすくなります。また、相手が「頼られている」と嬉しく思うので、関係性がよくなることがあります。
　頼み事が上手にできるようになりましょう。

1. こんなときどうする？？　CES（Communication Enhancement Session）

【登場人物】
　Aさん：主人公　　　Bさん：職場の同僚

【場面】
　Aさんはパソコンで書類を作成する仕事を任されました。
　頑張って作成をしたものの、得意ではない表計算ソフトを使う内容だったため、あまり自信がありません。
　正式に提出する前に、同僚であるBさんに見てほしいと思っていますが、Bさんはパソコンを使って作業をしています。

皆さんがAさんなら、どう対応しますか？？

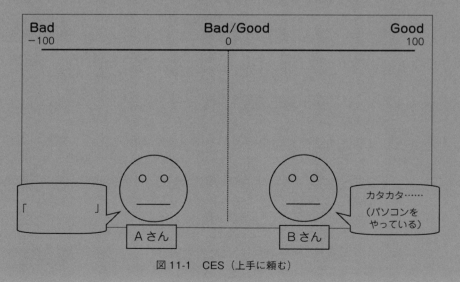

図11-1　CES（上手に頼む）

第 11 回　上手に頼む／断る

1. 始まりの会
2. ウォーミングアップ
3. 宿題報告：第 10 回宿題「自分の感情を振り返る」を確認する。
4. プログラム

【概要・目的】	・"頼む""断る"セリフだけでなく，伝え方によって相手に与える印象が異なることを学ぶ。 ・上手に頼む，断ることを学ぶ。
準備するもの	ホワイトボード・筆記用具・クリップボード・ワークブック・ルール表・マグネット・マジック・CES 用のセリフボード（資料 8）
リーダー 　教示 　ルール確認	「今日は『頼む／断る』について学習します。日常生活の中では，何か人へお願いしたい，逆に頼まれたけど断りたい，といった場面があるかと思います。今日はそんなときに上手に頼む・断ることについて考えたいと思います。以前使った CES も使って考えていきましょう」 「ルールについて確認します」

上手に頼む

リーダー	「まずは『頼む』について考えます。どなたか"上手に頼む"について，プリント冒頭の説明を読んで下さい」

1. こんなときどうする？？CES　目安：40 分

ポイント	・次項で扱う「頼むスキル」を意識し，良いところと悪いところをまとめる。 ・何を言うか（文字情報）だけでは情報が足りないことを実感してもらう。伝え方や表情などの非言語的な情報によって，同じセリフが良くも悪くもなることを理解する。
リーダー 　CES の説明	「CES を使って"上手な頼み方"について考えましょう。みなさん，CES を覚えていますか？」 ・簡単に CES の方法について振り返る（p.51『会話を終える』での CES 技法説明回を参照）。 ・今回初めて CES を行うメンバーは理解度を確認しながら，はじめはグループで CES をする様子を見てもらう。
リーダー 　場面の提示	「やり方のわからない方はいますか？」 「それでは，ある場面を紹介します」

ワークブック (p.40)

40

上手に頼む

　日常生活の中で自分1人ではできないことや手伝ってもらいたいことがあるときには、人に頼むことが必要です。相手に遠慮をしたり、自分だけでできると勝手に判断して、頼まずにいると、仕事を抱え込んでしまったり、やらなくてはいけないことができなかったりします。頼み事が上手にできると、相手に受け入れてもらいやすくなります。また、相手が「頼られている」と嬉しく思うので、関係性がよくなることがあります。
　頼み事が上手にできるようになりましょう。

1. こんなときどうする？？　CES（Communication Enhancement Session）
   【登場人物】
   　Aさん：主人公　　　Bさん：職場の同僚
   【場面】
   　Aさんはパソコンで書類を作成する仕事を任されました。
   　頑張って作成をしたものの、得意ではない表計算ソフトを使う内容だったため、あまり自信がありません。
   　正式に提出する前に、同僚であるBさんに見てほしいと思っていますが、Bさんはパソコンを使って作業をしています。

   　　　　　皆さんがAさんなら、どう対応しますか？？

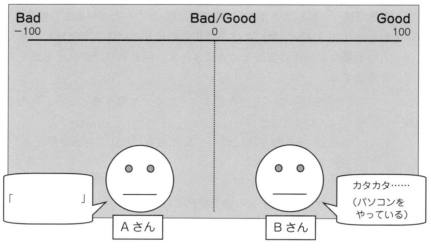

図11-1　CES（上手に頼む）

リーダー： 　セリフの提示 コ・リーダー： 　意見をセリフ・ 　ボードに記入	ワークを読む。 「これからAさんのセリフをいくつか紹介するので，そのセリフがGOOD（良い）かBAD（悪い）か教えて下さい」 ・メンバーを1名を指名し，セリフボードとマグネットを手渡す。 「どうしてそこに貼りましたか？」 ・セリフに対して，良い点は青いマジックで，悪い点は赤いマジックで記入。 ・状況に応じて，1つのセリフに対し，3名程，意見を募る。 ・最終的にメンバーから出た意見の折衷（中間）あたりに，リーダーが貼り直し，そのセリフの良いところと悪いところをまとめる。

　　セリフボードの内容
① 「Bさん，ここの表の調整がうまくいかないんだけど……（話し続ける）」
② 「Bさん，この書類チェックして下さい」
③ 「Bさん，ちょっといい。（BさんOK）。この書類チェックして下さい」
④ 「Bさん，今大丈夫？？　実は，今書類を作成しているんだけど，ちょっと自信がなくて……少し目を通してもらえると嬉しいんだけど……」
⑤ 「……（Bさんが忙しいと判断し，声をかけない）」
⑥ 「Bさん，ご多忙中恐れ入りますが，この書類の不備をご指摘していただければ幸いです」
⑦ 「やっとおわったよ〜，ちょっとこれ見といてくれない？（書類を渡す）」

＜解説＞
①相手の状況確認をせずに一方的に話し続けてしまう。
②状況確認せずに一方的に依頼。
③状況確認し，一方的に依頼。
④状況確認，説明し，依頼を私メッセージと共に行う。
⑤状況判断し頼めない。
⑥丁寧過ぎるために，同僚に対してはかえって不自然。
⑦状況確認せず一方的だが，関係ができている相手なら成立し得る。

2. 「頼む」スキルのステップ
(1) 相手の方を向く
(2) 相手に状況を確認する
　　「今よろしいですか？」
(3) 頼みたいことを、「私メッセージ」と共に伝える
(4) OK のとき：「ありがとう」「助かりました」等、お礼や気持ちを伝える
　　NG のとき：「急に頼んでごめんなさい（すみません）」「また今度お願いします」等、一言伝え、引き下がる
＊OK してもらわないとどうしても困るときは、もう一度理由を言って、再度頼んでみる。
＊申し訳ない気持ちが伝わる非言語的コミュニケーションも用いてみましょう

3. 私メッセージとは？

私メッセージ…自分の気持ちや感じ方を伝える。相手を責めない言い方。
　　　私は…「嬉しい」「助かる」「楽しい」
　　　　・仕事を手伝ってくれると、（私は）助かる
　　　　・〇〇を貸してくれると、（私は）嬉しいです

相手に対して、頼みたいことがストレートになりすぎず、やんわりと頼むことができる。

補足："私メッセージ"の効用
　他人とトラブルになって口論がエスカレートするときには、人は気づかないうちに"あなたメッセージ（あなたを主語にした相手を責める言い方）"を使ってしまいがちです。これを"私メッセージ"を使って自分の気持ちや感情を伝えることで、相手が過剰に自分を守ろうとすることを避けて会話がしやすくなります。高ぶった感情を抑える効果もあります。

　　例）「あなたはいつも私のことをわかってくれようとしない！」
　　　これを「私メッセージ」で言い換えると
　　　…→「わかり合えないことが、（私は）すごく悲しい」

　相手への非難や評価をするニュアンスがなくなり、相手に受け入れられやすい表現です。

4. 考えよう
　さらに気を付けたいポイントはありますか？
　・頼む際の表情は？
　・頼み事をした後は？
　・上司に対しては？
　・後輩に対しては？
　・家族、友人に対しては？

2.「頼む」スキルのステップ　目安：5分

ポイント	「あなたメッセージ」では自分が意図しなくても，「あなたはこうあるべき，こうすべき」「あなたが悪い」という非難のニュアンスで受け取られかねないこと，「私メッセージ」は相手の抵抗（防衛）を避け，受け入れられやすい伝え方であることを理解する。
リーダー スキルの説明	「頼み方によって受ける印象はまったく違いますね。それでは『上手に頼む』ための4つのスキルのステップを確認したいと思います」 →ワークブックを読む。 （1）相手の方を向く （2）相手に状況を確認する （3）頼みたいことを，「私メッセージ」と共に伝える （4）お礼を伝える／引き下がる

3. 私メッセージとは？　目安：5分

リーダー 私メッセージの 説明	「ステップの3つ目の『私メッセージ』について，もう少し詳しくお話しします」 →ワークブックを読む。 もともとは英語表現の"I message" "You message"なので，日本語だと少しわかりづらいのが難点ですが，ポイントとしては相手を非難せず尊重しつつ，自分の考えも大切にしたコミュニケーションです。 例）「あなたはいつも私のことをわかってくれようとはしない」 （私メッセージに変換）→「わかり合えないことが（私は）すごく悲しいよ」

4. 考えよう　目安：10分

ポイント	下記のポイントも重要であることを伝える。 ・自分が頼まれるときに何を感じるかを考える ・相手の立場によって頼み方も変える必要がある ・頼み事をした後のフォローも大切である
リーダー：司会 コ・リーダー： 　板書	「さらに『上手に頼む』ときに気を付けたいポイントはありますか？」 ・下記の例を挙げ，具体的なポイントや意見を募る。 　例）頼む際の表情は？ 　　　頼み事をした後は？ 　　　上司に対しては？ 　　　後輩に対しては？ 　　　家族・友人に対しては？

ワークブック (p.42)

42

上手に断る

> 日常生活で、相手の頼みや誘いを断らなくてはならないことがあります。そんなときに、「No」という結論だけを伝えてしまったり、逃げるように去ってしまったりすると、相手の人には「冷たい」と思われてしまい、その後の関係にひびが入ってしまいます。しかし、曖昧な返事をしてしまうと、相手に「Yes」だったのか「No」だったのかうまく伝わらず、誤解が生じてしまうかもしれません。誤解を生まないためにも、やんわりと「断る」場面にあらかじめ慣れておきましょう。
> 相手からの頼みや誘いを断るときに断る理由を伝えることは、相手を納得させ、その後の関係も維持しやすくなります。また、「ごめんなさい」「また誘ってください」「～でしたら大丈夫ですよ」など、挨拶を言葉に含んだり、妥協案や代替案を提示したりすることで、断るときのネガティブな印象を回避することができます。
> 適切な断り方を覚えて、誤解を生じないようにして、相手との関係をうまく維持しましょう。

1. こんなときどうする？？　CES（Communication Enhancement Session）

   【登場人物】
   　Aさん：主人公　　　Bさん：職場の上司

   【場面】
   　上司のBさんがAさんに残業をして欲しいと頼んできました。しかし、Aさんは定時で帰り、伯父さんを迎えに行く約束をしています。このため、残業を断りたいと思っています。

   Bさん：「頼みたい仕事があって……ちょっとだけ残業頼めないか」
   Aさん：（どんなセリフがよいでしょう）

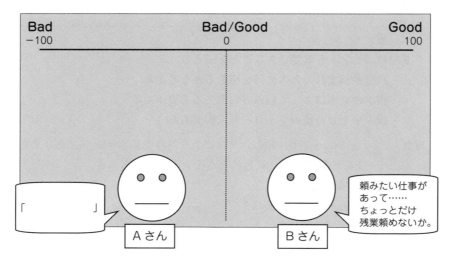

図 11-2　CES（上手に断る）

上手に断る

1. こんなときどうする？？ CES　目安：30分

ポイント　断ること自体が相手にとっては不満な状況を生むので，少しでも不満が生じないような，不満が緩和するような工夫が大切であることを理解する。

リーダー： 　場面の提示	「次は『上手に断る』についてです。そもそも，なぜ上手に断る必要があるのでしょうか。プリントの冒頭部分を読んでみましょう」 「『断る』でもCESを使って上手な断り方について考えましょう。それではある場面を紹介します」
リーダー： 　出た意見を 　まとめる コ・リーダー： 　板書	「これからAさんのセリフをいくつか紹介するので，そのセリフがGOOD（良い）かBAD（悪い）か教えて下さい」 ・メンバーを1名指名し，セリフボードとマグネットを手渡す。 「どうしてそこに貼りましたか？」 ・セリフに対して，良い点は青いマジックで，悪い点は赤いマジックで記入。 ・状況に応じて，1つのセリフに対し，3名程，意見を募る。 ・最終的にメンバーから出た意見の折衷（中間）あたりに，リーダーが貼り直し，そのセリフの良いところと悪いところをまとめる。 セリフボードの内容 ①「いやです」 ②「ちょっと無理です。伯父を迎えに行くので」 ③「いやあ，急に言われても困ります。いやぁ……」 ④「申し訳ないのですが，今日はあまり気乗りがしなくて」 ⑤「申し訳ないのですが，伯父を迎えに行かなくてはならなくて……伯父はこの辺りに不慣れなもので……（本当は不慣れではない）」 ⑥「大変申し訳ありません。お手伝いしたいのですが，所用がありまして……。明日ならできると思います」 ⑦「いや～，今日ですかぁ。今日はちょっとぉ～……」 ＜解説＞ ①ただ断るだけで，相手への配慮がない。業務に対しては好き嫌いでなく，可能か不可かで答える。 ②断る理由は適切だが，断り方に相手への配慮が足りない。 ③本人のキャラクターが理解されている職場なら可。 ④申し訳ない気持ちは伝わるが，理由が不適切。 ⑤予定を優先させなければならないことが相手に伝わる（嘘も方便）。 ⑥代替案を伝えている。 ⑦実際にはこのようなあいまいな断り方（ごまかし方）が多い。

ワークブック (p.43)

2. 「断る」スキルのステップ

> (1) 視線を合わせて、はっきりと相手に聞こえる声で伝える
> (2) 誘われた場合は感謝の気持ちを伝える
>   「誘ってくれて嬉しい」「行きたいんだけど……」
> (3) 「申し訳ないのですが……」などと一言伝え、簡潔に理由を言う
> (4) 自分のできる事やできる時など、代替案を伝える
>   「今日は用事があって……明日であればお受けできます」
>   「また誘ってください」
> ＊申し訳ない気持ちが伝わる非言語的コミュニケーションも用いてみましょう

番外編　～はっきり断る必要がある場合～

相手との関係を維持したいときには、その相手からの依頼をやんわり断る必要があります。しかし、場合によってははっきり断ることも必要です。

> ・怪しい強引な呼び込み（絵画を売りつける、居酒屋、風俗店）
> ・望まない勧誘
> ・マンションやお墓の販売など、電話による勧誘
> ・街頭で「手相を見せてください」　　　　　など

このような場合は、やんわり断るとかえって相手のペースに乗せられてしまったり、結果的に望まない契約をすることになったりしてしまいます。毅然とした態度ではっきりと断りましょう。

> はっきり「断る」スキル
> (1) はっきり大きな声で
> (2) 簡潔に理由を言う
> (3) 繰り返し何度も伝える

※望まない勧誘等の場合は、最初から「無視」した方がよい場合もありますので、断るのが苦手な方は「無視」も有効です（「断る」の極端なケースです）。

3. やってみよう

今日のテーマである、「上手に頼む」「上手に断る」のスキルを実際に練習してみましょう。
【場面】
・仕事を代わってほしいと頼む／断る
・
・
・

2.「断る」スキルのステップ　目安：10分

リーダー 　スキルの説明	「『上手に断る』ための4つのステップを確認します」 　→ワークを読む 　（1）はっきり大きな声で：相手にしっかりと聞き取れることが必要。 　（2）感謝の気持ち：誘ってもらったことに対して。関係維持には必須。 　（3）理由を言う：相手に納得してもらう。 　（4）代替案を伝える：感謝とセットで。相手の断られた不満を軽減。
リーダー 　番外編の説明	「番外編として"はっきり断る必要がある場合"について考えてみましょう」 ・レジュメの説明部分と具体例を説明する。 ＜時間に余裕があれば実施＞ 「みなさんは実際にこのようなはっきりと断る必要がある場面に出会ったことはありますか？　そのときはどんな対応をしましたか？」 ・みなさんの体験を聞き，意見をまとめる。 ・最後に一般例として『はっきり断るスキル（1）〜（3）』を説明する。 ・勧誘がうまく断れず望まない買い物や契約をしてしまうケースもあるため，「無視」のスキルも伝える。

3. やってみよう　目安：20分

リーダー 　スキルの説明	「今日のテーマである，『上手に頼む』『上手に断る』のスキルを実際に練習してみましょう」 ・場面設定：1つの場面を設定し，頼む／断るのうち希望が多いスキルを練習する。3人一組になりスキルを練習する人，相手役，観察者にわかれてロールプレイを実施（第3回マニュアル参照）。 　→ロールプレイの説明

まとめ／宿題	
まとめ	「今日は『頼む』・『断る』について学習しましたが，それぞれ"上手"にしようと思うと難しいものですね。ですが，少しのスキルを加えることで，ずいぶんと印象が変わることを体験していただけたと思います。今後も，今日学んだことを心に留めていただき，上手に伝えることを意識していきましょう」
感想	「今日の感想を1人一言ずつお願いします」
宿題	「今日の宿題は，『身近な人にスキルを使って何かを頼む』です。次週実施した感想を報告して下さい」
帰りの会	p.11 参照

社会資源を活用する

社会資源とは、「利用者がニーズを充足したり、問題解決するために活用される各種の制度・施設・機関・設備・資金・物質・法律・情報・集団・個人の有する知識や技術等を総称していう。」（『精神保健福祉用語辞典』中央法規より）とあります。
つまり、本人が抱えている希望をかなえるための手助けになる制度や用具、人的サービスのことです。今回は利用できるさまざまな社会資源について紹介し、皆さんの目標に向かって社会資源を活用してもらいたいと考えています。

1. 社会資源の種類

社会資源にはどのようなものがあるでしょう。以下に挙げたものは、ほんの一部です。あらゆるものが社会資源になりえます。

表12-1　社会資源の種類

制　度	障害者総合支援法、自立支援医療、障害年金、生活保護、後見人制度、精神保健福祉手帳など
社会復帰施設	グループホーム、就労移行支援事業、就労継続支援事業（A型、B型）など
公的機関	役所、保健所、精神保健福祉センターなど
医療機関	精神科病院、クリニック、デイケア、訪問看護など
人的資源	家族会、自助グループ、デイケアスタッフなど

2. 具体的な社会資源

（1）自立支援医療

指定医療機関において、精神疾患の継続的な通院医療を行う場合に医療費の一部が公費で負担される制度（外来診療、デイケア等保険診療のみに適用。薬代も含みます）。

通常、健康保険で医療費の3割を自己負担しますが、自立支援医療の対象として認定された場合には、指定医療機関の窓口で原則、医療費の1割が自己負担となります。

■申請窓口：お住まいの市・区等の障害者支援担当窓口です。
■申請に必要なもの：
　①申請書……申請窓口にあります。
　②診断書……主治医が記入するものです。
　③保険証
　④印鑑
　（上記に加え、非課税世帯は年収がわかるもの、場合により課税証明書が必要です）

第12回　社会資源を活用する

1. 始まりの会
2. ウォーミングアップ
3. 宿題報告：第11回宿題「身近な人にスキルを使って何かを頼む」を確認する。
4. プログラム

【概要・目的】	・メンバーにとって役立つ支援機関や制度は，デイケア以外にもいろいろあることを理解する。 ・グループ終了後や今後の見通しを立てるために役立つ知識を得る。 ・相談しやすい環境を作る。 ・新しい制度や法律など適宜内容を刷新する。
準備するもの	ホワイトボード・筆記用具・クリップボード・ワークブック・ルール表 （実施機関の近隣の社会資源情報）
リーダー 　教示 　ルール確認	「今日は社会資源について勉強していきます。皆さん，社会資源という言葉は聞いたことありますか？　まずはその確認と社会資源にはどのようなものがあるか，勉強していきましょう。今後皆さんが生活を構築していく上で有益な情報を得て，見通しを立てて頂くことが今日のプログラムの目的になります。既に知っている情報がある方は是非教えて下さい」 「ルールについて確認します」

社会資源を活用する

社会資源とは、「利用者がニーズを充足したり、問題解決するために活用される各種の制度・施設・機関・設備・資金・物質・法律・情報・集団・個人の有する知識や技術等を総称していう。」（『精神保健福祉用語辞典』中央法規より）とあります。
つまり、本人が抱えている希望をかなえるための手助けになる制度や用具、人的サービスのことです。今回は利用できるさまざまな社会資源について紹介し、皆さんの目標に向かって社会資源を活用してもらいたいと考えています。

1. 社会資源の種類

社会資源にはどのようなものがあるでしょう。以下に挙げたものは、ほんの一部です。あらゆるものが社会資源になりえます。

表12-1　社会資源の種類

制度	障害者総合支援法、自立支援医療、障害年金、生活保護、後見人制度、精神保健福祉手帳など
社会復帰施設	グループホーム、就労移行支援事業、就労継続支援事業（A型、B型）など
公的機関	役所、保健所、精神保健福祉センターなど
医療機関	精神科病院、クリニック、デイケア、訪問看護など
人的資源	家族会、自助グループ、デイケアスタッフなど

2. 具体的な社会資源

（1）自立支援医療

指定医療機関において、精神疾患の継続的な通院医療を行う場合に医療費の一部が公費で負担される制度（外来診療、デイケア等保険診療のみに適用。薬代も含みます）。
通常、健康保険で医療費の3割を自己負担しますが、自立支援医療の対象として認定された場合には、指定医療機関の窓口で原則、医療費の1割が自己負担となります。

■申請窓口：お住まいの市・区等の障害者支援担当窓口です。
■申請に必要なもの：
　①申請書……申請窓口にあります。
　②診断書……主治医が記入するものです。
　③保険証
　④印鑑
　（上記に加え、非課税世帯は年収がわかるもの、場合により課税証明書が必要です）

社会資源を活用する

1. 社会資源の種類　目安：15 分

ポイント　一方的にスタッフが話し過ぎると，集中力が切れてしまうので，メンバーが活用しているものがあれば，話を振ってどのように利用しているかなどを聞く。近隣の社会資源のパンフレットなどがあれば用意する。

リーダー	「まずは社会資源とは何か学習していきましょう。どなたか『社会資源を活用する』の冒頭部分を読んで下さい」 「社会資源は制度や施設，人的資源などたくさんの種類があります。それぞれどんなものがあるか確認していきましょう。知っているものがあれば教えて下さい。□で囲んであるものは後ほど詳しく説明します」

参考

制度

・障害者総合支援法：
　平成 25 年 4 月 1 日より「障害者自立支援法」から「障害者の日常生活及び社会生活を総合的に支援するための法律（障害者総合支援法）」となった。福祉サービスや自立支援医療の根拠法になる。特徴的なのは「障害支援区分」であり（支援の度合いの低い「区分 1」から「区分 6」まで），サービスを受けるときには，区分認定調査を受ける必要がある。

・生活保護：
　生活に困窮する者に対し，その困窮の程度に応じて必要な保護を行い，健康で文化的な最低限度の生活を保障するとともに，自立を助長することを目的とする。基本的に資産がある者，働く能力のある者は対象外。受給額は地域や世帯の状況によって変わる。

・後見人制度：
　精神上の障害により判断能力が十分でない者が不利益を被らないように家庭裁判所に申立てをして，援助してくれる人を付けてもらう制度。

社会復帰施設

・グループホーム：
　共同生活を営みながら必要に応じて，食事や日常生活の相談や指導を受けながら，自立生活を助長することを目的とする施設。アパートタイプや寮タイプ，滞在型や通過型など体系はさまざま。

2. 具体的な社会資源　(1) 自立支援医療　目安：5 分

リーダー	「ここからは少し具体的に紹介していきます」 「まずは自立支援医療についてです。これに関しては利用している方が多いのではないでしょうか。……（ワークブックに沿って進める）」

（2）精神障害者保健福祉手帳

障害者手帳には、身体障害者手帳、療育手帳（例：東京都－愛の手帳）、精神障害者保健福祉手帳の3つがあります。それぞれの手帳には等級があり、それによって障害の程度を表します。

■精神障害者保健福祉手帳を取得するメリット

公共交通機関の割引

税金の控除……所得税、市（県）民税、相続税等が一定額控除されます。

各種基本料金割引……水道代、携帯電話料金などが割引になります。

生活保護の障害者加算……生活保護を受けている方は保護費に加算がつきます。

福祉的就労……障害者枠での就労

その他、各種割引……美術館、博物館の入場料の割引など

＊等級や自治体によって、サービスは異なります。

■申請窓口：お住まいの市・区町村の障害者支援担当窓口です。

■申請に必要なもの

①申請書……申請窓口にあります。

②診断書……主治医が記入するものです。

③写真（たて4cm×よこ3cm、上半身、無帽）

④印鑑

注1：障害年金を受給している方は、診断書の代わりに年金の書類でも申請可能です。

注2：自立支援医療とは全く異なる制度ですが、両者は同時申請が可能です。

■注意事項

申請には、初診日から6か月以上経過している必要があります。精神障害者保健福祉手帳が申請できるかどうかは医師の判断になりますので、主治医にご相談ください。

（3）障害年金

老齢年金などと同じ年金制度のひとつです。ある病気やけがの初診日が、年金に加入中もしくは、20歳未満で、障害等級に該当する場合に支給されます。初診日に加入していた保険によって、障害基礎年金か障害厚生年金かが決まります。申請時に厚生年金に加入していなくても、初診日に厚生年金に加入していれば障害厚生年金での申請になります。

■受給要件（いずれかを満たしていることが必要です）

・初診日の属する月の前々月までの公的年金加入期間の3分の2以上が、保険料納付済、または保険料免除された月であること

・初診日の属する月の前々月までの直近1年間のすべてが、保険料納付済、または、保険料免除された月であること

・20歳前に初診日がある場合

■申請窓口

障害基礎年金……市・区町村役所（国民年金課等）　　障害厚生年金……社会保険事務所

■申請に必要な主な書類

①受診状況等証明書……初診日を証明するのに必要な書類。

（2）精神障害者保健福祉手帳　目安：15分

ポイント　取得しているメンバーがいれば，活用法について聞いてみる。手帳を取得したことで，周囲に障害を持っていることが伝わってしまうのではないかと心配する者がいたら，手帳を紛失しなければ問題がないことを保証。また，「障害者手帳」であり，「障害者」というレッテルを貼られるような気分になるメンバーがいる可能性がある。取得にあたっては家族や主治医，スタッフとも相談することをすすめる。必要がなくなった場合は返却も可能な旨も伝える。

リーダー	「次に精神保健福祉手帳についてです」
コ・リーダー：板書	「この中で取得している方はいますか？　どんな活用をしていますか？」 （回答例） 　・映画館　　・携帯電話使用料割引 「精神障害者保健福祉手帳には取得したら受けられるサービスがあります。……（ワークブックに沿って進める）」

（3）障害年金　目安：15分

ポイント　障害年金の手続きは複雑であることを伝える。年金相談会への参加やソーシャルワーカーに相談することをすすめる。

リーダー	「次は障害年金についてです。……（ワークブックに沿って進める）」

> **参考**
> - 初診日：障害の原因となった傷病について，初めて医師の診察を受けた日
> - 障害認定日：初診日から1年6ヶ月経過した日。初診日が20歳前にある場合は20歳の誕生日の前日が障害認定日になる。
> - 申請方法
>   障害年金には申請方法が3種類ある。
>   ①本来請求　②遡及請求　③事後重症請求
>   ②は認定日を過ぎ障害年金の申請権利があったが，年金の存在を知らない等の理由で申請をしなかった場合に5年まで遡って申請する方法。
>   ③は障害認定日に障害の程度が障害等級に該当しない場合であっても，その後，傷病が悪化し障害状態に至った場合に申請する方法。

ワークブック (p.48)

48

②診断書
③病歴・就労状況等申立書……申請者本人または家族が記入。
※人によって必要書類は異なりますので、ご注意ください。

(4)「仕事をしたい！」と思ったときの社会資源
「仕事をしたい」と思ったときには「働き方」「職業準備性」「適職」等を考える必要があります。

■働き方
・フルタイム、パートタイム
・オープン就労とクローズ就労
　オープン就労とは障害のことを雇用主に明かし、配慮を受けながら就労をすることです。
　オープン就労をするためには手帳の取得が必要になります。
・クローズ就労とは、障害のことを雇用主に明かさずに働く一般就労のことです。

	オープン就労	クローズ就労
メリット		
デメリット		

■就労準備性
1. 障害の理解・管理
2. 規則正しい生活習慣の維持
3. 社会生活・社会活動の遂行
4. コミュニケーション
5. 基本的労働習慣の確立
6. 社会・職場のルールの理解
7. 求職技能（スキル）の獲得

■よく使われる社会資源
・ハローワーク　　・障害者就業・生活支援センター　　・就労移行支援事業

3. デイケアも職員も社会資源
　今回紹介した社会資源はほんの一部にすぎません。社会資源は利用方法が複雑なものもあります。デイケアも職員も社会資源なので、是非活用してください。社会資源に関することだけではなく、日常のこと、困っていることなどを相談してみてください。

4. やってみよう
　スタッフに相談をしてみましょう。上手に相談するためのポイントを話し合い、実際に練習してみましょう。

(4)「仕事をしたい！」と思ったときの社会資源　目安：40分

リーダー	■働き方
コ・リーダー：	「次は仕事についての社会資源です」
板書	「仕事をしたいと思ったときには，いくつか考えなくてはならないことがあります。一つは働き方です」

「働き方にはクローズ就労とオープン就労がありますが，皆さんは聞いたことがありますか？　オープン就労とは，障害のことを雇用主に明かし，配慮を受けながら就労をすることです。クローズ就労とは，雇用主に明かさずに働く一般就労のことを指します」

「また職業形態や時間によって，正社員やパートタイムやアルバイトがあります。働く際，どのような働き方をするか考える必要があります」

「オープン就労とクローズ就労について，それぞれメリット・デメリットを考えてみましょう」

（回答例）
- オープン就労　メリット
  障害者求人を応募できる／職場で「病気のことが知られるのでは？」という不安を抱かなくて済む／通院時間を確保すること，昼間の服薬にも気遣いがいらない／得手不得手を理解してもらいやすい／会社で面接を受ける際に，支援者に同行を依頼することができる／職場で業務上の問題や人間関係のトラブルなどがあった際に，会社と支援者の間で話し合いを行い迅速に対処していくため，働きやすい環境で仕事を行うことができる
- オープン就労　デメリット
  オープン求人は事務や事務補助が多く業務範囲が限られる／職場で"障害者"として見られたり，扱われたりすることもある
- クローズ就労　メリット
  一般求人の方が障害者求人よりも幅が広い／いろんな仕事に取り組むことができる
- クローズ就労　デメリット
  職場の人に「いつかバレるのではないか？」という不安を抱く／周りに気を遣いながら通院や服薬をしないといけない／仕事で疲れたときに，休憩を取りづらい／残業を頼まれることがある

「メリット・デメリットを理解し，自分にあった働き方をみつけて下さい。また，オープン就労をする際は先ほど説明した精神障害者保健福祉手帳の取得が必要になります」

ワークブック（p.48）

②診断書
③病歴・就労状況等申立書……申請者本人または家族が記入。
※人によって必要書類は異なりますので、ご注意ください。

(4)「仕事をしたい！」と思ったときの社会資源
「仕事をしたい」と思ったときには「働き方」「職業準備性」「適職」等を考える必要があります。

■働き方
・フルタイム、パートタイム
・オープン就労とクローズ就労
　オープン就労とは障害のことを雇用主に明かし、配慮を受けながら就労をすることです。
　オープン就労をするためには手帳の取得が必要になります。
・クローズ就労とは、障害のことを雇用主に明かさずに働く一般就労のことです。

	オープン就労	クローズ就労
メリット		
デメリット		

■就労準備性
1. 障害の理解・管理
2. 規則正しい生活習慣の維持
3. 社会生活・社会活動の遂行
4. コミュニケーション
5. 基本的労働習慣の確立
6. 社会・職場のルールの理解
7. 求職技能（スキル）の獲得

■よく使われる社会資源
・ハローワーク　　・障害者就業・生活支援センター　　・就労移行支援事業

3. デイケアも職員も社会資源

今回紹介した社会資源はほんの一部にすぎません。社会資源は利用方法が複雑なものもあります。デイケアも職員も社会資源なので、是非活用してください。社会資源に関することだけではなく、日常のこと、困っていることなどを相談してみてください。

4. やってみよう

スタッフに相談をしてみましょう。上手に相談するためのポイントを話し合い、実際に練習してみましょう。

リーダー コ・リーダー	■就労準備性 「また，自分が働く準備が本当にできているのか確認する作業はとても重要なことです（時間があれば，それぞれ簡単に説明していく）」 1. 障害の理解・管理 　自分の障害や得意なこと，苦手なことを知っているか／体調が悪くなりやすい状況を知っており，対処ができるか等 2. 規則正しい生活習慣の維持 　出勤時間に合わせた生活ができるか／栄養のバランスの取れた食事が取れるか等 3. 社会生活・社会活動の遂行 　身体の疲れを取る工夫をしているか／余暇の時間を上手に過ごすことができるか等 4. コミュニケーション 　報告・連絡・相談をすることが適切にできるか 5. 基本的労働習慣の確立 　集中力を持って作業をすることができるか／作業の手順を正しく覚えていられるか 6. 社会・職場のルールの理解 　休憩時間を適切に過ごすことができるか 7. 求職技能（スキル）の獲得 　業務に合わせた技能を持っているか／それに向けて勉強することができるか ■よく使われる社会資源 ・ハローワーク 　一般窓口と障害者求人を取り扱う窓口（専門援助第2部門）がある。障害者求人を紹介してもらう際には，主治医の意見書が必要になる。 ・障害者就業・生活支援センター 　地域において，就業面および生活面における一体的な相談支援を行う機関。就業相談では，履歴書の書き方，面接同行，職場定着などの支援が受けられる。 ・就労移行支援事業 　企業などへの一般就労を希望し，知識・能力の向上，実習，職場探し等を通じて適性に合った職場への就労が見込まれる者に対して，事業所内での作業訓練や，企業等での職場実習，就職後の職場定着支援などを行う機関。利用期限は原則2年。パソコンや製造に特化した事業所など，実施内容はさまざま。通常，見学の後お試しの参加ができるところが多い。

ワークブック（p.48）

②診断書……障害認定日時、現在の2通。
③病歴・就労状況等申立書……申請者本人が記入。
※人によって必要書類は異なりますので、ご注意ください。

(4)「仕事をしたい！」と思ったときの社会資源
「仕事をしたい」と思ったときには「働き方」「職業準備性」「適職」等を考える必要があります。

■働き方
・フルタイム、パートタイム
・オープン就労とクローズ就労
 オープン就労とは障害のことを雇用主に明かし、配慮を受けながら就労をすることです。
 オープン就労をするためには手帳の取得が必要になります。
・クローズ就労とは、障害のことを雇用主に明かさずに働く一般就労のことです。

	オープン就労	クローズ就労
メリット		
デメリット		

■就労準備性
1. 障害の理解・管理
2. 規則正しい生活習慣の維持
3. 社会生活・社会活動の遂行
4. コミュニケーション
5. 基本的労働習慣の確立
6. 社会・職場のルールの理解
7. 求職技能（スキル）の獲得

■よく使われる社会資源
・ハローワーク　・障害者就業・生活支援センター　・就労移行支援事業

3. デイケアも職員も社会資源
　今回紹介した社会資源はほんの一部にすぎません。社会資源は利用方法が複雑なものもあります。デイケアも職員も社会資源なので、是非活用してください。社会資源に関することだけではなく、日常のこと、困っていることなどを相談してみてください。

4. やってみよう
　スタッフに相談をしてみましょう。上手に相談するためのポイントを話し合い、実際に練習してみましょう。

3. デイケアも職員も社会資源　目安：3分	
リーダー	「今回紹介した社会資源はほんの一部にすぎません。社会資源は利用方法が複雑なものもあります。デイケアも職員も社会資源なので，是非活用して下さい。社会資源に関することだけではなく，日常のこと，困っていること，相談してみて下さい」
4. やってみよう　目安：20分	
リーダー	「社会資源でもあるスタッフに相談をして欲しいと考えています。人に相談するときのポイントは何かありますか？ 教えて下さい」 （回答例） 　・相手の状況を確認する 　・相談内容をメモしておく 〈ロールプレイ説明〉 　場面設定：場面を設定し，相談するスキルを練習する。3人一組になりスキルを練習する人，相手役，観察者にわかれてロールプレイを実施（第3回マニュアル参照）。
まとめ／宿題	
まとめ	「今日は『社会資源を活用する』をテーマに，今後皆さんに役に立つ社会資源について紹介しました。繰り返しになりますが，デイケアやスタッフも社会資源です。是非相談をして頂きながら，生活に役立てて頂けたらと思っています」
感想	「今日の感想を1人一言ずつお願いします」
宿題	「今日の宿題は『スタッフに相談する』ことです。相談内容が思いつかない場合は，プログラムに参加しての感想を伝えて頂ければと思います」
帰りの会	p.11 参照

コラム

就労支援の考え方

　就労支援の方法としては従来からの職業準備性モデル（就労準備ができたら就職活動をする）に対して，一般就労への有効性が実証されている IPS（Individual Placement and Support：個別職業紹介とサポート）モデル（援助付き雇用モデル）の考え方が広がりつつあります。特徴としては「働きたい」という思いが就職活動のスタートとなり，ジョブコーチなどの支援を受けながら就職した場所で訓練を行い，継続的なサポートを得るというものです。未経験なことへの見通しが持ちにくい，環境の影響を受けやすいといった発達障害特性を踏まえると，働きたいという思いを持つメンバーに対しては最低限の職業準備性も必要ですが，就職活動や実習経験を積み重ねることも大切です。

相手への気遣い

> 今日はディスカッションプログラムを行います。テーマは「相手への気遣い」です。
> 気遣いとは心遣いとも言い、人のためを思って色々気を遣うこと、配慮することを意味します。人間関係を築いていく上で、お互いを思いやることは大切です。気遣いをしないでいると自分本意な人だ、心のない人だと思われる可能性があります。たとえ、自分が上手く相手を気遣うことができなくても、その姿勢を示すことは大切です。今日は気遣いの必要性や方法について話し合っていきましょう。

1. 相手を気遣う必要性とは？
   ・相手とよい関係を築くため
   ・
   ・
   ・
   ・

2. 「相手への気遣い」として工夫していることを書いてください
   （自分がこうされて嬉しかったという体験でもかまいません）

   例：会社で、先に帰るとき、「何かお手伝いすることはありませんか？」と言ってから出る。
   　　友達に / デイケアの仲間に / 上司に / 家族に

第13回　相手への気遣い

1. 始まりの会
2. ウォーミングアップ
3. 宿題報告：第12回宿題「スタッフに相談する」を確認する。
4. プログラム

【概要・目的】	他者に関心が向きにくいメンバーが，良好な人間関係構築の助けになる他者への気遣いや配慮について学ぶ。気遣いのメリット・デメリットを理解し，他者への配慮に気づくことで，円滑な人間関係のイメージを持ってもらう。
準備するもの	ホワイトボード・筆記用具・クリップボード・ワークブック・ルール表
リーダー 　教示 　ルール確認	「今日は『相手への気遣い』について考えます。これまで基本的なコミュニケーションのスキル，例えば"あいさつをする""会話を始める""頼む／断る"などを学んできましたが，相手を気遣うことも円滑な人間関係を築く上で大切なことです。なぜ気遣う必要があるのか，今日はディスカッションを中心にプログラムを行います」 「ルールについて確認します」
リーダー	「それでは『相手への気遣い』の冒頭を読んで下さい」
リーダー	「なお，ディスカッションの目的について確認します。ディスカッションはメンバー同士で困っていることや気持ちを話し合い，その話し合いを通し困っていることを分かち合ったり，対処法や生きやすくなるヒントを見つけることを目的とします。今日のディスカッションでもみなさんの意見を共有し合いましょう」

1. 相手を気遣う必要性とは？　　目安：20分

ポイント	・他者に関心が向きにくいASDの方たちだが，"相手を気遣うこと"が相手にどういった印象を与えるのか，また自分自身にもメリットが返ってくることを理解する。 ・また，メンバーにとってのデメリットが挙がった場合は，それを受け入れつつ，気遣えないことで社会に出られないわけではないが，気遣わない行動によるデメリットとのバランスを考え，できる気遣いから始めることを促す。
リーダー：司会	「そもそも人間関係を築く上で『相手への気遣い』がなぜ必要となってくるのでしょうか。みなさんが考える必要性について，思いつくものをワークブックに記入して下さい」（5分程時間を設ける）

相手への気遣い

今日はディスカッションプログラムを行います。テーマは「相手への気遣い」です。
　気遣いとは心遣いとも言い、人のためを思って色々気を遣うこと、配慮することを意味します。人間関係を築いていく上で、お互いを思いやることは大切です。気遣いをしないでいると自分本意な人だ、心のない人だと思われる可能性があります。たとえ、自分が上手く相手を気遣うことができなくても、その姿勢を示すことは大切です。今日は気遣いの必要性や方法について話し合っていきましょう。

1. 相手を気遣う必要性とは？
・相手とよい関係を築くため
・
・
・
・

2. 「相手への気遣い」として工夫していることを書いてください
　　（自分がこうされて嬉しかったという体験でもかまいません）

> 例：会社で、先に帰るとき、「何かお手伝いすることはありませんか？」と言ってから出る。
> 　　友達に / デイケアの仲間に / 上司に / 家族に

リーダー： 　意見を募る コ・リーダー： 　板書	「みなさんの意見を教えて下さい」 「相手を思いやることで，自分が相手を気遣っている気持ちが伝わります。また，相手に思いやりが伝わることで，相手もこちらを思いやろうという気持ちになります。これはよい人間関係を築いていくことにつながりますね。相手からも思いやりを返してもらいやすくなるという点で，自分自身へのメリットにもつながるとも考えられます」 （回答例） ・相手がいい気持ち／やさしい気持ちになって良好な関係を築ける ・相手もこちらを気遣おうという気持ちになりやすい 　→気遣うことで自分へのメリットにつながる。 ※気遣うことのデメリットが挙がった場合 ・しかし……気遣おうと思うと疲れてしまう 　→気遣うことで自分の負担になり，ストレスになることも考えられるが，少しの努力でできる気遣いの方法をこのプログラムで一緒に考えることを促す。

2. 相手への気遣いとして工夫していること　　目安：60分

ポイント　より具体的な場面を思い浮かべ，工夫していることや，自分がされて嬉しかったことについて考える。また，言葉に表れる気遣いだけでなく，行動に表れる気遣いについても考える。

リーダー：司会	「相手への気遣いとしてどのようなことを工夫していますか。自分がしている工夫が思いつきにくい場合は，"自分がこうされてうれしかった"という体験でも構いません。会社での場面や，友達に対して，家族に対して，デイケアでの仲間に対してと色々な場面について考えてみて下さい。一例としては，"会社で先に帰る際に『何かお手伝いをすることはありませんか？』と言ってから退社すること"が挙げられます」 （5分程時間を設ける） （回答例） ・いつもと様子がちがう人がいたら声をかける 　「大丈夫ですか」「困ってることがあったら言ってね」 ・話の最後には一声伝える 　「話せてよかった」「また話そう」 ・何か依頼された時は復唱する 　「○○ですね」「承知しました」
リーダー： 　意見を募る コ・リーダー： 　板書	「みなさんの意見を教えて下さい」

ワークブック（p.51）

（気遣いの工夫メモつづき）
みんなの意見を聞き、「役に立ちそう」「使えそう」と思ったことをメモしましょう

3. まとめ
　「相手を気遣う」ことは人間関係を構築する上で重要なことです。気遣いには言葉に表れるもの、行動に表れるもの、たくさんのことがあります。自分がしてもらってうれしかったこと、他の人がやっていて感心したことをとり入れるのもよいでしょう。
　「あなた（相手）のことを大切に思っている」というメッセージを伝えるためにも、気遣いは大切です。無理のない気遣いをし、良好な人間関係を構築していきましょう。

3. まとめ　目安：10分

まとめ	「"相手を気遣う"ことは人間関係を構築する上で重要なことです。気遣いには言葉に表れるもの，行動に表れるもの，たくさんのことがあります。自分がしてもらってうれしかったこと，他の人がしていて感心したことをとり入れるのも良いでしょう。（たとえ思っていなくても）"相手のことを大切に思っている"というメッセージを伝えるためにも，気遣いは大切です。無理のない気遣いをし，良好な人間関係を構築していきましょう」
感想	「今日の感想を1人一言ずつお願いします」
（レクリエーション）	時間が余った場合はレクリエーションを実施する。 （例） ・ウノ　・トランプ ・テーマトーク（メンバーから希望のテーマを募り，人数が多かったテーマについてトークをする） ・ピア・サポート（困り事の共有）
宿題	「今日の宿題は，『"役に立ちそう""使えそう"と思った相手への気遣いを実践する』です」
帰りの会	p.11参照

ワークブック (p.54)

54

アサーション（非難や苦情への対応）

> 今日は非難や苦情への対応について扱います。
> 　日常生活では、自分の取った行動が相手を不快にして非難されたり、ときには身に覚えのない理不尽なことで叱られたりということがあります。そんなとき、皆さんはどうしていますか？
> 　人は立場や相手の反応、環境によって判断し、その時々で取れる対応をしています。つい感情的になって不快な気持ちを直接伝えてしまうと、相手の人はショックを受けたり、口論になってしまったりする場合があります。
> 　対応の仕方にはコツがあります。どのような場面のとき、どういった対応が適切なのか、今日は皆で話し合っていきましょう。

1. こんなときどうする？？　CES（Communication Enhancement Session）
   【場面】職場、学校
   Aさんは食事に行くため、Bさんを誘おうとしましたが、Bさんは忙しそうにしていたので、誘うのを諦め、他の友達と食事に行きました。次の日、Bさんが話しかけてきました。

   Bさん：「昨日、食事に行ったんだって？　どうして誘ってくれなかったの？　ひどいよ！」
   Aさん：（どんなセリフがいいでしょう？）

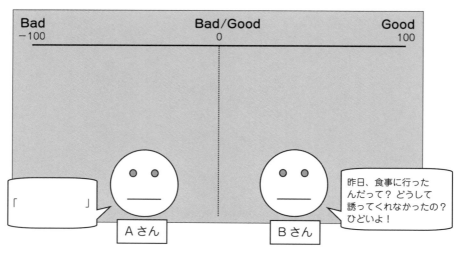

図14-1　CES（非難や苦情への対応）

第 14 回　アサーション（非難や苦情への対応）

1. 始まりの会
2. ウォーミングアップ
3. 宿題報告：第 13 回宿題「"役に立ちそう""使えそう"と思った相手への気遣いを実践する」を確認する。
4. プログラム

【概要・目的】	・非難や苦情への対応を通し，アサーションについて学ぶ。 ・自分と相手を大切にする表現技法を身につける。
準備するもの	ホワイトボード・筆記用具・クリップボード・ワークブック・ルール表・マグネット・CES 用のセリフボード（資料 9）
リーダー 　教示 　ルール確認	「普段生活をしている中で相手を不快にしたり，非難されたり，苦情を言われてしまうことがあるかもしれません。そんなときにどのような対応をすればよいでしょうか。今日は『非難や苦情への対応』について考えます」 「ルールについて確認します」
リーダー	「それでは『非難や苦情への対応』について，プリントの冒頭を読んで下さい」

1．こんなときどうする？？CES　目安：30 分	
リーダー 　場面の提示	「CES を使って『非難や苦情』の上手な対応の仕方について考えましょう。ある場面を紹介します」 　→テキストの【場面】と A さん・B さんのセリフを読む。

ワークブック (p.54)

54

アサーション（非難や苦情への対応）

　今日は非難や苦情への対応について扱います。
　日常生活では、自分の取った行動が相手を不快にして非難されたり、ときには身に覚えのない理不尽なことで叱られたりということがあります。そんなとき、皆さんはどうしていますか？
　人は立場や相手の反応、環境によって判断し、その時々で取れる対応をしています。つい感情的になって不快な気持ちを直接伝えてしまうと、相手の人はショックを受けたり、口論になってしまったりする場合があります。
　対応の仕方にはコツがあります。どのような場面のとき、どういった対応が適切なのか、今日は皆で話し合っていきましょう。

1. こんなときどうする？？　CES（Communication Enhancement Session）
   【場面】職場、学校

　Aさんは食事に行くため、Bさんを誘おうとしましたが、Bさんは忙しそうにしていたので、誘うのを諦め、他の友達と食事に行きました。次の日、Bさんが話しかけてきました。

　Bさん：「昨日、食事に行ったんだって？　どうして誘ってくれなかったの？　ひどいよ！」
　Aさん：（どんなセリフがいいでしょう？）

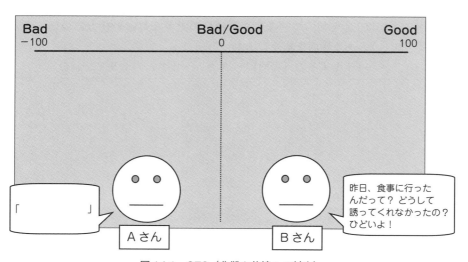

図14-1　CES（非難や苦情への対応）

リーダー： 　セリフの提示 コ・リーダー： 　意見をセリフ・ 　ボードに記入	「Aさんはどのようなセリフを言うのがよいでしょう。これからAさんのセリフをいくつか紹介するので，そのセリフがGOOD（良い）かBAD（悪い）か教えて下さい」 ・メンバーを1名指名し，セリフボードとマグネットを手渡す。 「どうしてそこに貼りましたか？」 ・セリフに対して，良い点は青いマジックで，悪い点は赤いマジックで記入。 ・状況に応じて，1つのセリフに対し，3名程，意見を募る。 ・最終的にメンバーから出た意見の折衷（中間）あたりに，リーダーが貼り直し，そのセリフの良いところと悪いところをまとめる。

　　　セリフボードの内容
　①「いやいや，誘おうと思ったんだけど，忙しそうだったからさぁ」
　②「ご，ごめん……」
　③「そんな怒らなくてもいいじゃん！　私としても気を遣ったんだよ！」
　④「ごめんね。帰るときに忙しそうにしていたから誘いづらかったんだ」

　＜解説＞
　①自分の意見だけを主張する。
　②相手へ謝罪はするがこちらの意図の説明がない。
　③自分の意見だけを攻撃的に主張する。
　④相手の話を受け止めた上で，自分の意図を伝える。

ワークブック (p.55)

2. 「非難や苦情への対応」 スキルのステップアップ

> （1）相手の話の区切りがいいところまで待つ
> （2）一言（クッション言葉）とともに、自分の主張や気持ちを伝える
> 　　 「ごめんね……」「恐れ入りますが……」

3. アサーションとは？
　アサーションとは「自分と相手を大切にする表現技法」を意味します。ちなみにアサーション（assertion）は英和辞典で調べると「主張」「断言」という意味が載っています。少し強い印象を抱くかもしれませんが、そうではありません。相手に自分の意見を押し付けるのではなく自分のことも、相手のことも大切にするという考え方を基礎にしたのが、アサーティブなコミュニケーションということです。

4. 自己表現 3 つのタイプ
　① 『非主張型』：相手を大切にしようとするが自分の気持ちや意見を大切にしないスタイル
　② 『自己主張型』：自分の考えや意見をはっきり言い、自分の言い分を相手に押し付けるスタイル
　③ 『アサーティブ型』：自分も相手も大切にするスタイル

5. 考えよう
　CES のセリフの中ではどれがアサーティブだったでしょうか？ 非難や苦情を言われた場面だけではなく、どんな場面でもアサーティブな対応は重要です。
　下記のように感じることはありませんか？
　　・「NO と言えない」
　　・「言いづらいのでがまんしよう」
　　・「ついつい言い過ぎてしまって後悔することが多い」
　　・「こんなことを言ったらどう思われるだろうか」
　　・「引き受ければ自分が大変になるのはわかっているのに、引き受けてしまって相手を恨んだり、自分を情けなく思ったりする」
　これらを解決する方法がアサーショントレーニングです。次のページの各場面において、よりアサーティブな表現方法を考えてみましょう。

2.「非難や苦情への対応」スキルのステップアップ　目安：5分

ポイント　非難や苦情への対応にどのようなスキルが必要となるか理解する。

リーダー 説明	「セリフの紹介は以上です。（青い文字・赤い文字の箇所を指し）非難や苦情へ対応する際にはこれらのことに気を付ける必要がありますね」 「一般的に言われる非難や苦情への対応スキルとして2つのことが挙げられます」 ①相手の話の区切りがいいところまで待つ 　→まずは相手の話をきちんと聞いた（受け止めた）上で，こちらの話をするとよい。相手の話を遮ってしまうと，こちらばかりが主張をしている印象を与え，相手の不満や怒りの気持ちが収まらなかったり，余計に刺激してしまう可能性がある。 ②一言（クッション言葉）とともに，自分の主張や気持ちを伝える 　→自己主張の前にクッション言葉を入れることで柔らかな印象になる。

3. アサーションとは？　目安：5分

リーダー 説明	「アサーションがどういったものか説明します」 （ワークブック解説部分を読む）

4. 自己表現3つのタイプ　目安：15分

ポイント　自己表現にはタイプがあることを理解する。また，自分がどういった自己表現の傾向を持っているかの理解を深める。

リーダー 説明	「みなさんはどういった自己表現をしているでしょうか。自己表現には大きく3つのタイプがあります」（ワークブックを読む）
リーダー 説明	「非主張型な方はどのくらいいますか？……」 ・3タイプの中でどれに該当するかメンバーに挙手で問い，どのような傾向があるかメンバーで共有する。また，可能ならば，どうしてそのように思うのか思い当たるエピソードなどを伺う。
リーダー 説明	「相手を尊重しすぎて自分の意見が言えないと，望まない方向に進んでしまってよい気分がしないことがあるかもしれません。また，自分の気持ちだけを主張して，周囲の気持ちを聞かないのは，周りから自分勝手な人と思われて印象を悪くする可能性があります。相手の意見や気持ちを思いやりながら，自分の意見にとげがないように主張できるアサーティブな表現ができると，自分も相手も大事にすることになります」

5. 考えよう　目安：30分

ポイント　いつもの自分の自己主張の仕方に偏らずに，アサーティブに伝えることを意識する。

リーダー：説明	（「5. 考えよう」のワークブック解説部分を読む）

ワークブック（p.56）

56

次の場面ではどのような対応をすると、アサーティブでしょうか？

	場　面	あなたがAさんの立場だったら、どう対応しますか？
場面Ⅰ	Aさんは上司であるBさんに呼び出されました。 Bさん：「Aさん、困るよ！！ 作ってもらったこの資料には間違いがあるよ！ ちゃんと確認してから、提出してもらわないと困るなぁ！！」 しかし、上司の差し出してきた資料はAさんが作ったものではありませんでした。身に覚えのないことにもかかわらず、上司はカンカンに怒っています。	
場面Ⅱ	Aさんは月に1回受診をしています。気分の落ち込みがあって通院を始めました。しかし、3か月以上体調の変化を感じません。主治医に薬のことや生活のこと等、聞きたいことはあるのですが、診察時間は決まっており、なかなか満足に相談できていません。今も診察が終わろうとしています。 主治医：「ではまた来月お越しください」 Aさん：「　　　　」	
場面Ⅲ	Aさんはデイケアに通っています。友人ができてからは喫茶店に立ち寄るため、帰りが遅くなることが増えました。それをお母さんは快く思っていません。今日も帰りが遅くなってしまい、お母さんはカンカンに怒っています。Aさんとしては友人との付き合いも大事にしたいと考えています。 母：「何でこんなに遅いの！ いい加減にしなさい！」 Aさん：「　　　　」	

6. やってみよう！（ロールプレイ）

場面Ⅰ～Ⅲの中から1つ選び、練習してみましょう。

7. まとめ

今日は「非難や苦情への対応」を通し、アサーションについて学習しました。アサーションは自分のことも相手のことも大切にする考え方やコミュニケーションのことです。アサーションを意識して生活してみましょう。ストレスが少なく、相手との関係の維持に役立つはずです。

リーダー 　　ワークの説明	「これから３つの場面を紹介します。どのような対応をするとアサーティブか，Ａさんの立場で考えましょう。まずは場面Ⅰです」 →３つのうちメンバーグループの特性に合わせて選択してもよい。
場面Ⅰ リーダー： 　　場面の提示 コ・リーダー： 　　板書	＜場面Ⅰ＞　就労群向け 「Ａさんと上司Ｂさんのやりとりです。（場面を読み上げる）みなさんがＡさんだったらどう対応しますか。右の欄に対応を記入しましょう」 （数分，時間を設ける） 「みなさんはどのような対応をしますか？」 ・リーダーは意見を募り，出た意見のよい点（改善点が出た場合はそれも含む）をコ・リーダーが板書する。 ・複数意見が出た場合は，折衷案をリーダーがまとめる。 （以下場面Ⅱ・Ⅲも同様） （例）「申し訳ございませんが，見覚えのない資料なのですが。私でできることであればお手伝いいたしましょうか」
場面Ⅱ リーダー： 　　場面の提示 コ・リーダー： 　　板書	＜場面Ⅱ＞ 「Ａさんと主治医とのやりとりです。（場面を読み上げる）みなさんがＡさんだったらどう対応しますか。右の欄に対応を記入しましょう」 （数分，時間を設ける） 「みなさんはどのような対応をしますか？」 （例）「先生，体調がなかなかよくならなくて不安で，色々とお聞きしたいことがあるのですが，もう少しお話ししてもよろしいですか」
場面Ⅲ リーダー： 　　場面の提示 コ・リーダー： 　　板書	＜場面Ⅲ＞　若者向け 「Ａさんとお母さんとのやりとりです。（場面を読み上げる）みなさんがＡさんだったらどう対応しますか。右の欄に対応を記入しましょう」 （数分，時間を設ける） 「みなさんはどのような対応をしますか？」 （例）「帰りが遅くなってごめんなさい。でも仲良い友達ともっと話したかったんだ」

6．やってみよう！（ロールプレイ）　目安：10分

ポイント　基本スキルを使うことで受ける印象がよくなることを実感する。

リーダー：教示 コ・リーダー： 　　リーダーの補助	「今みなさんに考えていただいた３つの場面から各グループで１つの場面を選んでロールプレイをしてみましょう。３人一組で，①非難・苦情を言う役，②対応する役，③観察者に分かれて実践します」 ・ロールプレイの実施方法は"第３回マニュアル"を参照。
7．まとめ	（ワークブックの「7．まとめ」を読む）
感想	「今日の感想を１人一言ずつお願いします」
宿題	「今日の宿題は『家族や友達，メンバーにアサーティブに自己主張する』です」
帰りの会	p.11 参照

ストレスについて

> 今日のプログラムは「ストレス」について考えていきます。
> みなさん、ストレスという言葉は、よく耳にすると思います。人によって、何をストレスと感じるのか、そのストレスにどのように対処するのかなどは人によって異なります。
> ストレスの理解が少なかったり対処法が少なかったりすると、日常生活で支障をきたすことが増えてしまいます。
> 一方、ストレスによって生じる心身の反応を理解し、自分に合った対処法を知ることは、生活上の困難を乗り越える力が増えることを意味します。ストレスにうまく対処できるようになりましょう。

1. ストレスとは？

ストレス状態を引き起こす外からの刺激を「ストレッサー」といい、強いストレス状態になるとさまざまな心身の問題が引き起こされます。

生活で起こる出来事が必ずしも誰にとってもストレスになるわけではないことから、出来事をどのように認知・評価し対処するかが重要と考えられています（本人にとってその出来事が何を意味するかがポイント）。

> 例1）犬が怖い人にとって、散歩中の犬は恐怖の対象。飼い主にとって犬は家族同様で癒される存在。
> 　　　→犬をどう認知するかによって、ストレスになったりならなかったりする

さらに「死別」や「離婚」といった大きなイベントだけがストレスの原因になるわけではなく、日常の些細な出来事の積み重ねの方が健康（抑うつ、無気力、体調不良など）に大きく影響するとも言われています。

> 例2）苦手な満員電車で毎日通勤しなければならない／昼休みの雑談が怖い／夏は虫が多くて嫌

第 15 回　ストレスについて

1. 始まりの会
2. ウォーミングアップ
3. 宿題報告：第 14 回宿題「家族や友達，メンバーにアサーティブに自己主張をする」を確認する。
4. プログラム

【概要・目的】	・自分自身がどのようなことでストレスを感じるのか把握する。 ・自分に合ったストレス対処方略を知る。
準備するもの	ホワイトボード・筆記用具・クリップボード・ワークブック・ルール表・付箋・模造紙 2～4 枚・マグネット
リーダー 　教示 　ルール確認	「今回のプログラムは『ストレス』をテーマに学習をしていきます。みなさん，ストレスという言葉は，よく耳にすると思います。人によって，何をストレスと感じるのか，そのストレスにどのように対処するのかなどは人によって異なります。ストレスの理解が少なかったり対処法が少なかったりすると，日常生活で支障をきたすことが増えてしまいます。一方，ストレスによって生じる心身の反応を理解し，自分に合った対処法を知ることは，生活上の困難を乗り越える力が増えることを意味します。ストレスにうまく対処できるようになりましょう」

1. ストレスとは？　　目安：10 分

ポイント	・"ストレッサー"とストレス状態が心身の問題を引き起こすことを理解する。 ・出来事をどのように認知・評価し対処するかが重要であることを理解する。 ・日常の些細な出来事の積み重ねが身体的な健康に大きく影響することを理解する。
リーダー 　解説	「ワークブックを読んでみましょう」 （ワークブックを読む）

2. ストレス反応のプロセス

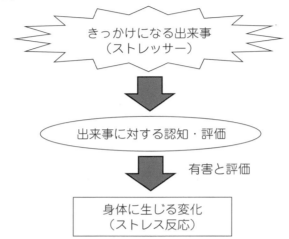

※ストレッサーがストレス反応に直結しているわけではない。

図15-1　ストレス反応のプロセス

3. ストレス反応とは？

　私たちの心や身体に影響を及ぼすストレッサーには、「物理的」（暑さや寒さ、騒音や混雑など）、「化学的」（公害物質、薬物、酸素欠乏・過剰、一酸化炭素など）、「心理・社会的」（人間関係や仕事上の問題、家庭の問題など）があります。普段私たちが「ストレス」と言っているものの多くは、この「心理・社会的」ストレッサーではないでしょうか。そしてこれらのストレッサーによって引き起こされるストレス反応は、以下の3つに分類されます。

心理面	身体面	行動面
・意欲の低下 ・イライラ ・不安 ・抑うつ ・興味、関心の低下　　など	・不眠 ・食欲低下 ・胃腸症状 ・身体の痛み ・動悸、息切れ　　　　など	・飲酒増加 ・喫煙量増加 ・仕事のミス増加 ・事故の増加 ・浪費　　　　　　　　など

4. ストレッサーとは？

　あなたにとってどのようなことがストレッサーになっていますか？　ストレッサーを発表し合い、分類してみましょう。

　（ストレッサーの例：満員電車→初対面の人が多い場所）

2. ストレス反応のプロセス　目安：5分

ポイント	ストレッサーが直接ストレスを引き起こすのではなく，"認知・評価"および"対処（コーピング）"が媒介することを理解する。
リーダー	（図を見ながら）「ストレスの発生するプロセスですが，ストレッサーがストレス反応に直結しているわけではありません。ワークブックの図を見てください。きっかけになる出来事（ストレッサー）があり，その出来事に対する認知や評価がなされ，対処行動（コーピング）が行われます。その結果，ストレス反応が生じます。このように大きく4つのプロセスに分類できます」

3. ストレス反応とは？　目安：10分

ポイント	・ストレッサーには種類があり（物理的・化学的・心理社会的ストレッサー），ストレス反応も3種に分けられることを理解する。 ・自分がどういったストレス反応を起こしやすいのかを理解する。
リーダー 解説	「まず，心身に生じる反応である"ストレス反応"について解説します」 （ワークブック，解説部分を読む） ▪ ストレス反応 ①心理面： 　情緒的な反応→不安・イライラ・抑うつ　など 　心理的機能の変化→興味関心の低下・集中困難・決断力の低下　など ②身体面： 　全身にわたる症状として現れる。不眠・食欲低下 ③行動面： 　心理面の反応が行動面の変化として現れることもある。攻撃的な行動の増加など。
リーダー： 　司会 コ・リーダー： 　板書	「人によってストレス反応の現れ方は異なります。みなさんはどのような反応が現れやすいですか？」 ・メンバーの集中力が途切れないように意見を問う。必ずしも全員から意見を問う必要はない。 「特に，心理面の変化が見られるとストレスがあることは比較的自覚しやすいと言われますが，心理面でなく身体面や行動面の異変が先に目につくこともあります。いつもと違う変化が見られたら，ストレスが強くなっていないか状況を確認してみましょう」

2. ストレス反応のプロセス

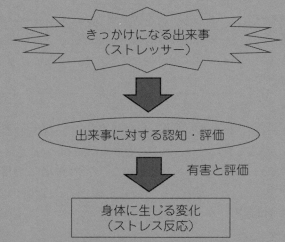

※ストレッサーがストレス反応に直結しているわけではない。

図15-1　ストレス反応のプロセス

3. ストレス反応とは？

　私たちの心や身体に影響を及ぼすストレッサーには、「物理的」（暑さや寒さ、騒音や混雑など）、「化学的」（公害物質、薬物、酸素欠乏・過剰、一酸化炭素など）、「心理・社会的」（人間関係や仕事上の問題、家庭の問題など）があります。普段私たちが「ストレス」と言っているものの多くは、この「心理・社会的」ストレッサーではないでしょうか。そしてこれらのストレッサーによって引き起こされるストレス反応は、以下の3つに分類されます。

心理面	身体面	行動面
・意欲の低下 ・イライラ ・不安 ・抑うつ ・興味、関心の低下　　など	・不眠 ・食欲低下 ・胃腸症状 ・身体の痛み ・動悸、息切れ　　　　など	・飲酒増加 ・喫煙量増加 ・仕事のミス増加 ・事故の増加 ・浪費　　　　　　　　など

4. ストレッサーとは？

　あなたにとってどのようなことがストレッサーになっていますか？　ストレッサーを発表し合い、分類してみましょう。

　　（ストレッサーの例：満員電車→初対面の人が多い場所）

4. ストレッサーとは？　目安：40分

ポイント
- ストレッサーの分類を通して自己理解の促進を図る。
- 参加メンバー同士で似たようなことにストレスを感じることを共有する。

リーダー 　司会 　解説	「みなさんにとってどのようなことがストレッサーになっていますか。ストレッサーを分類しましょう。まず，やり方の説明をします」 以下のステップ1，ステップ2の順で進める。 ＜ステップ1＞　ストレッサーを付箋へ書き出す
①付箋への書き 　出し	「では，実際にやってみましょう。どのようなことがストレッサーになっているのかストレッサーを付箋に書き込みます。1つの付箋に1つのストレッサーを書いて下さい」 （付箋を1人5枚ずつ配布し，5分程時間を設ける。付箋が足りなくなる人がいたら追加で渡す。1人最大10枚までとすると，分類しやすい？） 例）・満員電車　　・騒音　　・高圧的な口調で話されること 　　・同時に複数の仕事をしなくてはいけない状況
②付箋の分類	＜ステップ2＞　付箋の分類 「小グループに分かれ，書いた付箋をそれぞれ発表し合いましょう。そしてそれらの付箋を模造紙にバラバラに広げて置きます」 「模造紙に置いた付箋を眺めながら，関連性のある付箋同士を近くにまとめていきます。最後にそれぞれのグループの内容を簡潔に表す見出しをつけましょう」 ①メンバーを5，6人の小グループに分け，模造紙を渡す。 ②グループで1人ずつ付箋の内容を発表する。可能ならばなぜそれがストレッサーになるのかも説明してもらうよう促す。 　例）「満員電車」→「人が多いのが苦手だから」 ※①②の説明後，コ・リーダーが付箋に例を書き，模造紙に置く実演をする。 ※リーダー，コ・リーダーはグループを巡回，もしくはスタッフ数が足りている場合はグループに入ってサポートをする。
リーダー： 　司会 コ・リーダー： 　板書	「各グループでストレッサーの分類ができましたね。それぞれどのような結果になったか発表をして下さい」 ・各グループの代表者にどのような分類になったか解説してもらう。 　発表してもらう内容→大グループとその中身の説明 　　　　　　　　　　　他の大グループとの関連性

ワークブック（p.60）

60

5. ストレスへの対処法

下図に示すようにストレスへの対処法の内容によってどこに働きかけるかは異なります。ストレスの対処法は一種の技術であり、学習可能なものと言えます。

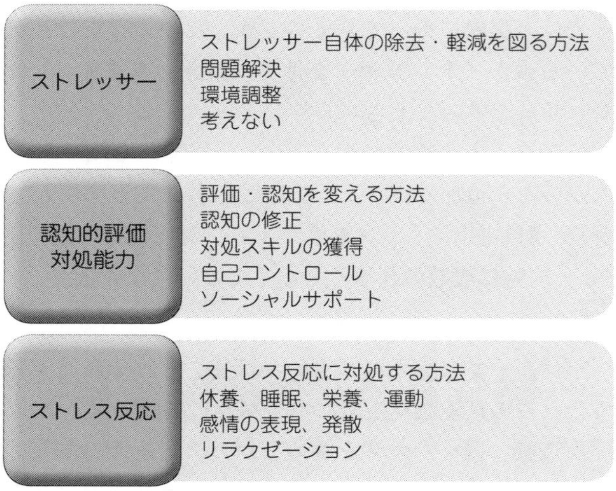
ストレッサー
ストレッサー自体の除去・軽減を図る方法
問題解決
環境調整
考えない
認知的評価
対処能力
評価・認知を変える方法
認知の修正
対処スキルの獲得
自己コントロール
ソーシャルサポート
ストレス反応
ストレス反応に対処する方法
休養、睡眠、栄養、運動
感情の表現、発散
リラクゼーション

図 15-2　ストレスへの対処法の種類

〈対処法〉

5. ストレスへの対処法（コーピング）　目安：20分

ポイント
- 自分のストレス対処の傾向を理解する。
- 他者が実践している対処法（コーピング）を共有し，取り込めそうなコーピングを検討する。

リーダー： 　解説	「次はストレスへの対処方法"コーピング"について説明します。コーピングは一種の技術であり，学習することによって身につけることが可能です。ワークブックの図を見て下さい」 （ワークブックを解説する） ▪ **ストレス対処法（コーピング）** ①ストレッサー自体の除去・軽減を図る方法 　ストレッサー自体に働きかけることが可能ならば有効な手段（例えば，対人関係のトラブルを解消する／ストレスフルな部署を異動するなど）。しかし，現実的には解決が難しい場合も多い。また，"考えない"といった回避行動は根本的な解決にはならない（忘れられる・気にならなくなる場合は有効なこともある）。 ②評価・認知を変える方法 　ストレッサー自体の除去・軽減が困難な場合に有効。 　第9回「感情のコントロール①」で取り上げた"認知行動療法の基本モデル"を復習しながら解説する。 ③ストレス反応に対処する方法 　顕著化したストレス反応に働きかける対処。リラクゼーション，休息，睡眠などのストレス発散行動。
リーダー： 　司会 コ・リーダー： 　板書	「みなさんはどのようなコーピングを使うことが多いですか？」 「コーピングには状況によって向き不向きがあります。また，人によっても有効なコーピングは異なります。このコーピングが良い，悪いなどはありません。その人・その場に合ったコーピングをすることでストレスを低減することができます。いろいろなストレスと付き合うためにはコーピングの選択肢が増えると良いと言われています。例えば，ストレッサーへの働きかけが多い方は，認知の仕方を変えることや，休養をとって身体を休ませるなど，さまざまなコーピングを獲得できるように意識してみましょう」 　→分類したものについての対処法を考える。 （回答例） 　・リラックスする：入浴、アロマ、温かい物をのむ、音楽を聞く、自然にふれ合う 　・人に話す：グチを言う、対処を一緒に考えてもらう 　・捉え方を変える：何とかなる、大丈夫と考える

ワークブック（p.60）

60

5. ストレスへの対処法

下図に示すようにストレスへの対処法の内容によってどこに働きかけるかは異なります。ストレスの対処法は一種の技術であり、学習可能なものと言えます。

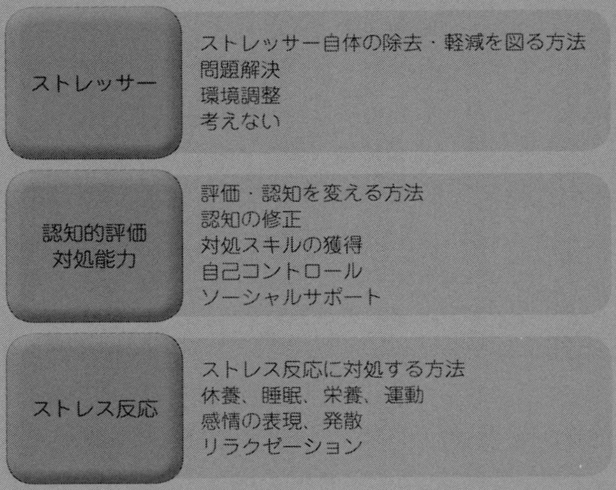
ストレッサー
ストレッサー自体の除去・軽減を図る方法
問題解決
環境調整
考えない
認知的評価
対処能力
評価・認知を変える方法
認知の修正
対処スキルの獲得
自己コントロール
ソーシャルサポート
ストレス反応
ストレス反応に対処する方法
休養、睡眠、栄養、運動
感情の表現、発散
リラクゼーション

図 15-2　ストレスへの対処法の種類

〈対処法〉

6. まとめ

人によってストレスに感じること、有効なストレスコーピングは違います。自分自身のことを良く知ることが重要です。話し合いの中で自分にも当てはまると感じたものはメモして下さい。

自分に合ったストレスコーピングをいくつか身につけておくと、色々なストレスと上手く付き合えるようになります。

まとめ　目安：15分	
リーダー	「今回はストレスについて扱いました。人によってストレスに感じることや，有効なストレスコーピングが違うことがわかったと思います。自分自身のことをよく知ることが重要です。話し合いの中で自分にも当てはまると感じたものはメモして下さい。自分に合ったストレスコーピングをいくつか身に付けておくと，いろいろなストレスと上手く付き合えるようになります」
感想	「今日の感想を1人一言ずつお願いします」
宿題	「今日の宿題は，『自分に合ったストレスコーピングを実践する』ことです」
帰りの会	p.11 参照

ワークブック (p.62)

ピア・サポート②

　今回はディスカッションプログラム「ピア・サポート」を行います。ピア・サポートとはメンバーさん同士がサポートし合う、つまり助言をし合うということです。誰にでも自分では気付かずに行っている工夫があるものです。自分では当たり前と思っている工夫も、他人からは新鮮な良いアイディアだったりします。困っていながらも工夫していることを意識的に考え、それをグループで共有してみましょう。

1. 苦手なことや困っていること、悩んでいることなどを記入してください。困っていることはいろいろあると思いますが、対人関係やコミュニケーションなど他者との関係によって生じることを中心に考えましょう。

〈付録1も参考に、いくつか書き込んでください〉

第16回　ピア・サポート②

1. 始まりの会
2. ウォーミングアップ
3. 宿題報告：第15回宿題「自分に合ったストレスコーピングを実践する」を確認する。
4. プログラム

【概要・目的】	・困り事への新たな対処法やそのヒントを学ぶ。 ・お互いの困り感や対処法を共有することで，自己理解を深める。 ・メンバーが助言し合うことで，グループの凝集性を高める。
準備するもの	ホワイトボード・筆記用具・クリップボード・ワークブック・ルール表 ワークブック付録1（本書p.170にも収載）・7回時の意見をまとめたもの
リーダー 教示 ルール確認	「今回は，第7回のプログラムで扱ったピア・サポートの2回目を行います。復習になりますが，ピア・サポートとは，メンバーさん同士がサポートし合う，つまり"助言をし合う"ということです。積極的に困っていることを挙げ，みなさんで意見交換や助言をし合いましょう」 「それでは話し合いのルールを確認します」

1. 苦手なことや困っていることを挙げよう　目安：10分

ポイント　・困っていることを文章化（視覚化）することで，客観視する。

リーダー：司会	「みなさんが現在困っていることや苦手に感じていること，悩んでいることをいくつか挙げて下さい。箇条書きで構いません。その際『他のグループで出た意見（付録1）』を参考にして下さい。ただし困っていることといっても，『お金がない』『政治に不満がある』など，ディスカッションで解決しないようなものは除いて下さい。コミュニケーションスキルや対人関係など他者との関係で生じることを中心に考えると良いでしょう」 （10分程時間を設ける）
困っていることの共有・テーマの選定　目安：20分	
リーダー：司会 コ・リーダー： 板書	「1. で挙げたものから今日みんなで話し合ってみたい・相談してみたいテーマを3つ選んで発表して下さい。全ての困り事について話し合うことはできませんが，このグループで関心の高いテーマに絞りたいと思います。それでは困っていることを教えて下さい。出して下さることで，他のメンバーからの意見が得られますし，それがグループ全体のためにもなります。ここで発言された内容は口外しないのがルールなので，ぜひ安心してご発言下さい」 ＜進め方の工夫＞ ①発表に不安のあるメンバーに対して 　発表することに対し不安を呈しているメンバーに対しては保証をする。 　（例） 　「他のメンバーのためにもなるので，発表してほしい」 　「グループ内での発言は口外されない」

ワークブック (p.63)

2. 次に自分が「生活しやすくなるために行っている工夫」や、「こうしたらうまくいった」という経験について書いてください。些細な工夫や経験談が誰かの役に立つこともあります。

〈工夫していること〉

3. みなさんの話を聞いてみて、感じたことや、参考になったこと（ぜひ試してみたいこと）を下の欄に記入してください。

〈メモ：参考になったこと、試してみたいこと、思ったこと、感じていること〉

悩みを共有し、アイデアを出し合うことで、対処方法が増え、生活のしやすさにつながります。活発な意見をこれからもよろしくお願いします。

②板書について

コ・リーダーは，発表内容を簡潔に箇条書きしていく。共通する内容は統合し，「対人関係」「自己管理」などのカテゴリーに分類する。あらかじめホワイトボードにカテゴリーを明記して板書する方法もある。新しい困り事が出る度に，同じような困り感を持つメンバーに挙手してもらい人数を把握し，ディスカッションの優先順位を決める際に参考にする。また，困っている人が多い順を把握し，みんなが同様に困っていることを視覚的に確認する。

「それでは今回はこれらの困り事を扱いたいと思います」
・困っている人が多いもの，もしくは取り扱ってほしいとメンバーから希望があるものを取り扱う。
・取り扱う困り事はまず3つ（時間が許せばそれ以上取り扱う）。
・困り事の具体的な状況を確認する。

2. 生活しやすくなるための工夫　目安：10分

リーダー：司会	「1. で決めた今回取り扱う困り事について，自分が『生活しやすくなるために行っている工夫』や，『こうしたらうまくいった』という経験について書いて下さい。些細な工夫や経験談が誰かの役に立つこともあります」 ・本人にとっては当たり前の行動も，他の人にとっては気づかなかった工夫となることが多い。 ・意識せずにさまざまな工夫をしていることに気づく。

3. ピア・サポート：工夫や対処法の共有　目安：50分

ポイント	・発言しやすい雰囲気を作り，ピア・サポート機能を活用する。 ・似た体験をしている者がいること（共感）や，自分のアイデアが人に役立つということを体験する。
リーダー：教示 コ・リーダー： 　板書	「それではピア・サポートを始めたいと思います。○○さんが挙げて下さった困り事に対して，みなさんだったらどういった工夫や対応をしますか」 ・リーダーが中心となって話を進めるのではなく，困り事を挙げたメンバーが相談をし，他メンバーからアドバイスや意見をもらうという形を意識する。 ・時間が余れば，選んだ困り事以外のピアサポートを行う。

まとめ／宿題

まとめ	「困っていること・悩んでいることを1人で抱えていると解決方法が見つからず苦しくなってしまうことがあると思います。しかし今回行ったように仲間からアドバイスをもらったり話を聞いてもらうことで悩みが軽くなることを体験できたのではないでしょうか。ぜひピア・サポートの機会を大事にして下さい」
感想	「今日の感想を1人一言ずつお願いします」
宿題	ピア・サポートで得たアイデアを1つ実践する。
帰りの会	p.11 参照

ワークブック（p.66）

66

自分の特徴を伝える①

今日は「自分の特徴を伝える」方法について考えます。「自分の特徴」とは障害のこと・性格のことを含めて考えてください。
日常生活において会社の人、家族、友人など、私たちの周りにはいろいろな人がいます。周りの人に自分の特徴を伝えていますか？ 例えば、口頭の指示を受けることが苦手な人が上司に相談し、メールでの指示をお願いしたところ、仕事のパフォーマンスが上がったという話があります。
「伝える」ということは、相手に自分のことをわかってもらう、理解してもらうということを意味します。伝えること（＝相手にわかってもらうこと）は大事なこととされていますが、どうしてでしょうか？ まずはそのことから考えて、伝え方について学習しましょう。

1. 自分の特徴を伝える（＝相手にわかってもらうこと）メリットは何でしょうか？

2. 自分の特徴を＜どのようなときに／誰に＞伝える（＝わかってもらう）必要があると思いますか？
　　（例）仕事場で上司に
　　　・
　　　・
　　　・
　　　・

3. どのように伝えると、相手がわかりやすいでしょうか？
（例）具体的に伝える
口頭指示が苦手→言葉で伝えてもらうよりも、図や文字で伝えてもらった方が理解しやすい

第17回　自分の特徴を伝える①

1. 始まりの会
2. ウォーミングアップ
3. 宿題報告：第16回宿題「ピア・サポートで得たアイデアを1つ実践する」を確認する。
4. プログラム

【概要・目的】	・自分の特徴を周りに伝えることのメリットを理解する。 ・自分の特徴をわかりやすくポジティブに伝える方法を学ぶ。
準備するもの	ホワイトボード・筆記用具・クリップボード・ワークブック・ルール表
リーダー 　教示 　ルール確認	「『自分の特徴を伝える』ことについて，今日と次回の2回にわたって扱います。普段みなさんはどれくらい自分の特徴を周りの人に伝えているでしょうか。なぜ伝えることが大切なのでしょうか。改めてみなさんと一緒に考えていきたいと思います」 「ルールについて確認します」
リーダー	「どなたか『自分の特徴を伝える』の冒頭を読んでいただけますか」

1. 自分の特徴を伝えるメリット　目安：10分

ポイント　特徴を伝えることでメリットがあることを理解する。

リーダー：司会 コ・リーダー： 　板書	「自分の特徴，つまり相手に特徴をわかってもらうメリットは何でしょう。みなさんの意見を教えて下さい」 （回答例） ・相手が自分のことを理解してくれる ・衝突やトラブルを避けることができる ・適切なサポートを受けられ生活がしやすくなる ・相手も自分のことを理解することで付き合いやすくなる（手助けの仕方がわかるなど）

2. どのように／誰に伝える必要があるか　目安：10分

リーダー：司会 コ・リーダー： 　板書	「次に"どのようなとき"に"誰に"伝える必要があるでしょうか。例えば『仕事場で上司に伝える』など，必要だと思われる場面を挙げてみましょう」 （5分程時間を設ける） 「どなたか教えていただけますか」

ワークブック (p.66)

自分の特徴を伝える①

　今日は「自分の特徴を伝える」方法について考えます。「自分の特徴」とは障害のこと・性格のことを含めて考えてください。
　日常生活において会社の人、家族、友人など、私たちの周りにはいろいろな人がいます。周りの人に自分の特徴を伝えていますか？ 例えば、口頭の指示を受けることが苦手な人が上司に相談し、メールでの指示をお願いしたところ、仕事のパフォーマンスが上がったという話があります。
　「伝える」ということは、相手に自分のことをわかってもらう、理解してもらうということを意味します。伝えること（＝相手にわかってもらうこと）は大事なこととされていますが、どうしてでしょうか？ まずはそのことから考えて、伝え方について学習しましょう。

1. 自分の特徴を伝える（＝相手にわかってもらうこと）メリットは何でしょうか？

2. 自分の特徴を＜どのようなときに／誰に＞伝える（＝わかってもらう）必要があると思いますか？
　　（例）仕事場で上司に
　　　・
　　　・
　　　・
　　　・

3. どのように伝えると、相手がわかりやすいでしょうか？

（例）具体的に伝える
口頭指示が苦手→言葉で伝えてもらうよりも、図や文字で伝えてもらった方が理解しやすい

3. どのように伝えるとわかりやすいか　目安：20分

リーダー：司会 コ・リーダー： 　板書	「それでは，今挙げられた相手や場面で自分の特徴を伝えるとしたら，どのように伝えると相手に伝わりやすいでしょうか。例えば，"具体的に伝える"ことも伝わりやすくするために重要だと言えますね（具体的には，口頭指示が苦手なので，言葉で伝えてもらうよりも図や文字で伝えてもらったほうが理解しやすいなど）。相手にわかりやすく伝えるために普段，みなさんが実践していることでもよいので，意見を教えて下さい」 （5分程時間を設ける） 「どなたか意見を教えていただけますか」 （回答例） ・<u>ポジティブに</u>：「～ができません」「～は苦手です」とできないことを伝えることも必要だが，それだけだと相手にマイナスな印象を与えかねない。ポジティブに言い換えることも大切（例：「～ならできます」など）。 ・<u>具体的に</u>：相手に理解してもらいやすいように具体的に伝える（例：例え話をする／実際にやってみて伝えるなど）。 ・<u>ポイントを絞って</u>：苦手なこと・不得意なことを一度にすべて伝えられると理解する側も大変なので，特に知ってもらいたいことのみ伝える。伝えたい理由を相手に伝える／タイミングを検討する。 ※"ポジティブに伝える"は次項で取り上げるので，メンバーから意見が出なかったときはスタッフが提示する。 「伝え方を工夫するだけでずいぶんと伝わりやすさが変わりそうですね」

4. ポジティブな表現・考え方　〜リフレーミング〜

リフレーミングとは？

　事実に対して与えている意味づけを変え、異なる見方でとらえ直すことをいいます。長所と短所は紙一重です。見方を変えて、短所を長所に変える練習をしてみましょう。

特　徴	リフレーミングの考え方に変えると……	みんなの意見
いい加減、大ざっぱ	例）おおらか	
深刻味が足りない		
１つ１つの仕事に時間がかかる		
のめり込むと周りが見えなくなる		
些細なことが気になってしまう		
思い立ったらすぐ行動してしまう		
感情が顔に出やすい		
融通が利かない		
諦めやすい		

4. ポジティブな表現・考え方　〜リフレーミング〜　目安：30分

ポイント　伝え方によって印象が変わることを共有する。

リーダー	「先ほど挙げられた"ポジティブに伝える"ことについて，もう少し深めましょう。ポジティブな表現・考え方としてリフレーミングという手法があります。リフレーミングとは，フレーム（枠）を付け替えること，つまり事実に対して与えている意味づけを変え，異なる見方で捉え直すことを言います。短所を長所として捉えることもできるので，その練習をしてみましょう」
リーダー：司会 コ・リーダー：板書	「表の左側には10個の"特徴"が書かれています。それをリフレーミングの考え方に変えるとどういった表現ができるでしょうか。みなさん，それぞれの特徴について考え記入して下さい」 （5分程時間を設ける） 「みなさんの意見を教えて下さい。自分では思いつかなかった意見や参考になる意見があったら右の欄にメモをしておきましょう」 「同じ特徴でも伝え方によって大きく印象が異なりますね」

＜回答例＞

ネガティブな言い方	別の言い方の例
いい加減、大ざっぱ	おおらか，大胆，ワイルド
深刻味が足りない	ポジティブ，楽観的，前向き
1つ1つの仕事に時間がかかる	仕事が丁寧，几帳面，入念
のめり込むと周りが見えなくなる	集中力がある，一途，ひたむき
些細なことが気になってしまう	観察力がある，細かいところに気づく
思い立ったらすぐ行動してしまう	行動力がある，機動力がある，活動的
感情が顔に出やすい	表情が豊か，正直，裏がない
融通が利かない	一貫性がある，信念がある
諦めやすい	後に引きずらない，切り替え上手

68

5. 考えよう！
　自分の特徴について考えてみてください。箇条書きで構いません。

> 例：算数障害がある / あいまいな指示が苦手 / 光・におい・音に敏感で仕事に差し支える / 道具を使う作業が苦手 / 作業の優先順位をつけるのが苦手 / 一人の作業は不安になる / 突然の予定変更が苦手 / 会話や口頭の指示を理解するのが苦手 / 思い立ったらすぐ行動する

5. 自分の特徴について考えてみよう！　目安：20分

リーダー	「『自分の特徴を伝える』については次回と合わせて2回で扱っていきます。次回は自分の特徴を相手に伝える練習をしていきますので，その準備段階として，自分の特徴を挙げていきましょう。思いつかない場合などは，下に書いてある特徴を参考にしてあてはまるものがあるか考えてみて下さい」
リーダー： 　意見を募る	「発表しても構わないという方は意見を聞かせて下さい」
コ・リーダー： 　板書	（回答例） ・会話や口頭で指示をされるのが苦手 ・優先順位をつけるのが苦手

まとめ／宿題

まとめ	「今日は『自分の特徴を伝える①』として，自分のことを伝えるメリットと伝え方について話し合いました。自分の特徴を伝えることは，相手に自分を理解してもらい仕事がしやすくなることや，生活しやすくなるなどのメリットがあります。また，伝え方次第で印象が変わることがわかりましたね」
感想	「今日の感想を1人一言ずつお願いします」
宿題	「今回の宿題は，『今日挙げていただいた自分の特徴について，具体的なエピソードを探す』です。例えば，"優先順位をつけるのが苦手" なら，『優先順位の低い仕事から先に仕上げて，上司に怒られてしまった』などです。これまでにあった出来事でもいいですし，次回のプログラムまでにあったことでも結構です」
帰りの会	p.11 参照

自分の特徴を伝える②

前回は「自分の特徴を伝える①」として、伝えることのメリットや伝え方に関して話し合いを行いました。「自分の特徴」とは障害のこと・性格のことを含めて考えてください。「伝える」ということは、相手に自分のことを理解してもらうということを意味します。
今回は自分だったらどう伝えるか、実際に考えていきましょう。

1. 前回のおさらい
   ①自分の特徴を伝える（＝相手にわかってもらうこと）メリット

   ②どのように伝えるか
   - **ポイントを絞って**：苦手なこと、不得意なことを一度にすべて伝えるのは、伝える側も理解する側も大変です。特に知っておいてもらいたいことを、まずは3つに絞って伝えましょう。
   - **ポジティブに**：「～ができません」「～は苦手です」と、できないことを伝えることも必要ですが、苦手なことを言い換えたり、別の視点から見ることで「～ができます」と伝えることも大切です。
   - **具体的に**：教科書的な内容ではなく、具体的なエピソードを伝える。

第18回　自分の特徴を伝える②

1. 始まりの会
2. ウォーミングアップ
3. 宿題報告：第17回宿題「自分の特徴について，具体的なエピソードを探す」を確認する。
4. プログラム

【概要・目的】	・自分の特徴をわかりやすい言葉で表現できるようになる。 ・相手に具体的配慮方法がわかりやすいよう自分の特徴をポジティブに位置づけた伝え方ができるようになる。
準備するもの	ホワイトボード・筆記用具・クリップボード・ワークブック・ルール表
リーダー 　教示 ルール確認	（テキストの冒頭の縁取り内の文章を読む） 「ルールについて確認します」
1. 前回のおさらい　目安：15分	
①特徴を伝える 　メリット リーダー：司会	「まずは前回の復習です。自分の特徴を伝えるメリットはどんなものがありましたか？　また，新しく思いついたものはありますか？」 （5分程時間を設ける）
②どのように 　伝えるか リーダー：司会	「相手に伝える際は，3つのポイントがありました。1つ目が<u>ポイントを絞る</u>こと，2つ目が自分の特徴を<u>ポジティブにいう（リフレーミング）</u>こと，3つ目が<u>具体的</u>にエピソードを交えながら伝えることでした」

ワークブック (p.71)

2. 考えよう！

下記は他のグループで出た意見です。伝え方を工夫することで印象が変わっているでしょうか？ もっとこうすれば伝わりやすいのでは？というご意見があれば、教えてください。

表 18-1　伝え方の工夫

伝えたい（わかってもらいたい）こと	伝わりやすい言い方
算数障害がある	5000円支払って2000円の買い物をして、300円のおつりを受け取ったとしても、お釣りの間違いに気づけません。
あいまいな指示が苦手	「なるべく早く」という指示より、「○時までに」という指示の方がありがたいです。
光・におい・音に敏感で仕事に差し支える	静かな環境だと仕事に集中できます。指示が理解しやすくなります。
道具を使う作業が苦手	コンピュータの作業はできます（できることを伝える）。（道具を使う作業は）サポートがあればできます。
作業の優先順位をつけるのが苦手	優先順位をつける相談をさせてください。指示は1つずつ順番にお願いします。
一人の作業は不安になる	適切なアドバイスがあればうまく作業ができます。仕事の進行状況を時々チェックしていただきたいです。
突然の予定変更が苦手	質問したいときやアクシデントのときに相談できる人（可能であれば一人）がいると助かります。
会話や口頭の指示を理解するのが苦手	メモをつくる時間をいただきたいです。マニュアルや手順書があると嬉しいです。
思い立ったらすぐ行動する	新しいアイデアがあれば、取り入れて積極的に動けます。

2. 考えよう！　　目安：20分

> **ポイント**　　伝え方の具体例を見て，工夫の方法を学ぶ。

リーダー：司会	「ワークブック71ページの表には他のグループで出た，"自分の特徴"と"伝え方を工夫した言い方"が載っています。2つにどんな印象の違いがあるでしょうか。読んでみましょう」
リーダー： 　意見を募る コ・リーダー： 　板書	「工夫をした伝え方ではどんな印象の違いがありますか？『こう伝えればよりよいのでは』という意見もあればぜひ教えて下さい」 （回答例） ・何ができないのか，できないことの大変さが伝わりやすい ・何を工夫すればいいのかわかりやすい ・「苦手」や「〜してしまう」などのネガティブな表現でなく，「こうするとできる」「〜できる」と言うと何をしてもらうとよいのかがわかりやすい ・「〜していただけると嬉しい」という謙虚な表現が好印象

ワークブック（p.72）

72

3. やってみよう！

今までのディスカッションをもとに、自分の特徴の伝え方について、実際に考えてみましょう。まずは前回のワークで考えた自分の特徴から3つ選択し、下の表に記入しましょう。

表18-2　自分の特徴の伝え方

	知ってもらいたい3つのこと	伝え方 （具体的に・リフレーミング）
自己分析	①	
	②	
	③	
他の人の参考になる意見		

4. まとめ

伝えられた相手としても「知ることができて嬉しい」「付き合いやすくなる」というメリットがあります。自己分析にもつながるので、自分の特徴の伝え方の工夫を是非身につけてください。

3. やってみよう！　目安：45分

ポイント　自分の特徴を工夫して伝えることを学ぶ。

リーダー	「今までのディスカッションをもとに，実際に自分の特徴の伝え方について考えてみましょう。まずは前回のワークで考えた自分の特徴から3つ選択して，下の表に書き込みましょう」
	「書けたら，どのように伝えるのかを考えて書いてみましょう。『具体的に・リフレーミング』が重要なポイントです」（10分程時間を設ける）
リーダー： 　意見を募る コ・リーダー： 　板書	「皆さんの意見を聞かせて下さい。メンバーの意見で参考になる意見があれば，書き留めておきましょう」 （回答例） ・「会話や口頭の指示を聞き取るのが苦手ですが，書面や図にして提示していただけるとわかりやすくなります。書面の誤字を見つけるのが得意です」 ・「優先順位をつけるのは苦手なので，1つずつ指示をしていただけると嬉しいです。1つずつ集中して取り組むことができます」

4. まとめ／宿題

まとめ	「今回は『自分の特徴を伝える②』として実際に自分の特徴の伝え方を考えていただきました。自分の特徴を伝えることは，伝えられた相手としても『知ることができて嬉しい』『付き合いやすくなる』というメリットがあります。自己分析にもつながるので，自分の特徴の伝え方を今後も是非工夫してみて下さい」
感想	「今日の感想を1人一言ずつお願いします」
宿題	「今回の宿題は，『スタッフやグループのメンバー・家族の方に，自分の特徴を伝えること』です。伝えることが難しい場合は，自分がどんな場面で特徴を伝える必要が出てくるのか想像してみましょう」
帰りの会	p.11 参照

ワークブック (p.74)

74

相手をほめる

今日は相手をほめる方法について学びます。
　人からほめられて嫌な気がする人はいないと言われますが、みなさんはどうですか？ ほめられると、多くの人は嬉しく感じます。ほめてくれた相手の印象もよくなるでしょう。しかし、ほめることは恥ずかしかったり、ほめるポイントがどこかわからなかったりと、難しいものです。かといって、ほめないでいると、相手は「自分のことを見てくれていない」「認めてくれていない」と感じ、関係が悪くなる可能性があります。これはビジネスシーンでも同じことです。
　ほめる方法を学び、上手にほめられるようになりましょう。

1.「ほめる」ことのメリット

2.「ほめる」ポイント　～相手のどこをほめればよいか～

外　見	内　面	その他
最初にわかる	少し付き合ってわかる	

◆相手によって、ほめるべきポイント ＆ ほめ言葉として適切でないものがある
　　①場　　②男女　　③年齢　　などによって変わってくる

◆相手が興味をもっていること（自信をもっているポイント）をほめると効果UP！

第 19 回　相手をほめる

1. 始まりの会
2. ウォーミングアップ
3. 宿題報告：第 18 回宿題「スタッフやグループのメンバー・家族の方に，自分の特徴を伝えること」を確認する。
4. プログラム

【概要・目的】	・適切なほめ方について学ぶ。 ・メンバー同士でお互いの「いいところ探し」をして，ほめられる体験をする。
準備するもの	ホワイトボード・筆記用具・クリップボード・ワークブック・ルール表
リーダー 　教示 　ルール確認	「今日は『ほめる』について考えます。ほめることは人間関係を良好にし，よりよい関係を構築する上で重要なことです。今日は実際に『ほめる』ワークもみなさんと一緒にしていきたいと思います」

相手をほめる

リーダー	「どなたか『ほめる』の冒頭を読んで下さい」

1.「ほめる」ことのメリット　目安：5分

ポイント　相手をほめることにメリットがあることを理解する。

リーダー：司会 コ・リーダー： 　板書	「まず，最初に『ほめる』ことのメリットについて考えたいと思います。どのようなメリットがあるか思いつくものを記入して下さい」 （3分程時間を設ける） 「どのようなメリットがありますか」

2.「ほめる」ポイント　～相手のどこをほめればよいか～　目安：15分

ポイント　・相手との関係性が重要であることを理解する。
　　　　　　・相手を認めていることが伝わるようにする。

リーダー	「相手をほめるときに，相手のどんなところをほめるとよいか"外見""内面""その他"に分けて考えてみましょう。言い方を変えると，外面とはその人と会って最初にわかることで，例えば"服装"が挙げられます。内面とは少しその人と付き合ってわかることで，例えば仕事への取り組み方（"丁寧に仕事に取り組まれる"）といったことが内面として挙げられます。これらに分類されないものは"その他"とし，それぞれについてどんな褒めるポイントがあるか書き出してみましょう」（5～10分程時間を設ける）
リーダー：司会 コ・リーダー： 　板書	「どのようなポイントがありますか」 「相手との関係性や，状況，相手の性別・年齢によって，同じ言葉でもほめ言葉になるものとそうでないものがあるので注意しましょう。相手が自信をもっているところをほめると効果が大きいです」

ワークブック (p.75)

3. 考えよう　〜ケーススタディ〜

> 上司がある企画のプレゼンをしました。
> Aさんもそこに同席したため、上司が話しかけてきました。
>
> 上司：「プレゼン、どうだった？」
> Aさん：「よくできていたと思います」
>
> すると上司は「お前、ずいぶん上から目線だな」とムッとした顔をしてしまいました。
> Aさんとしては、上司に気を遣い、ほめたつもりだったので、どうして上司が不機嫌になったのかわかりません。

どうしてAさんは上司の機嫌を損ねてしまったのでしょうか？ みなさんならどうしますか？
・
・

目上の人に対しては、ほめても「評価」しない
自分より立場が上にある上司などには、「評価」しないのが原則です。
「すごいですね」等、相手自身をほめるのではなく、自分主体のメッセージで伝えることが必要です。

「（あなたって）すごいですね。よくできていたと思います」

「大変勉強になりました。ありがとうございました。」

4. ほめ方いろいろ
　＜お願いを使ったほめ言葉＞
　　・そのスカーフの巻き方教えて頂けませんか？
　　・○○さんなら、どうされるか教えて頂けますか？

　＜頼りにしている気持ちを伝えるほめ言葉＞……少々オーバーで依存的だけど、相手は嬉しいもの。
　　・あなたがいてよかった。
　　・あなたに頼みたいんだ。
　　・○○さんにしか頼める人がいないんです。

　＜感謝の気持ちと一緒に伝える＞
　　・○○さんのおかげで助かりました。ありがとうございました。

第19回 プログラム 147

3. 考えよう　目安：20分	
ポイント	・ほめることは，「相手を評価すること」と「尊敬や憧れの気持ちを伝える」の二つの面があることを理解する。 ・相手によって，使い分けることが重要であることを理解する。
リーダー	「ある場面を紹介します。このケースから相手をほめる際に気を付けるべきことについて考えてみましょう」 （下段には回答が書かれているので，先に読まないように促してもよい） →ケーススタディを読む。
リーダー：司会 コ・リーダー： 　　板書	「みなさんどう思いますか。意見を教えて下さい」 ・ムッとした理由 （回答例）見下しているような印象を与えてしまう。 　　　　　評価する立場のような言い方に聞こえる。 ・よりよい返答 （回答例）「大変勉強になりました。ありがとうございました」 　　　　　「○枚目のスライドがすごくわかりやすかったです（具体的に）」 　　　　　「参加者がすごく興味（関心）をもっていたと思います」 「自分より立場が上の人には，『評価』はしないのが原則です。"すごいですね"や"よくできていたと思います"というのは，目上の人が主語になって，相手自身をほめている言葉です。目上の方には，自分や周囲の人を主語にして，"大変勉強になりました"や"先方も関心を持ってお聞きになられていました"というとよいでしょう」
4. ほめ方いろいろ　目安：15分	
リーダー	「ほめる際にはいろいろなほめ方があります」 　→ワークブックを読む。 ＜お願いを使ったほめ言葉＞ …お願いや教えを請うことで相手に関心・興味をもっていることを伝えるメッセージになる。 ＜頼りにしている気持ちを伝えるほめ言葉＞ …頼りにすることで，相手への信頼度の高さを伝えるメッセージになる。 ＜感謝の気持ちと一緒に伝える＞ …感謝の気持ちと一緒に伝えることで，よりよい印象を与えることができる。

いいところ探し　ワークシート

（名前）＿＿＿＿＿＿＿＿＿＿＿さんの
「いいところ」を2つ書いてください。

> プリントの
> ほめる「ポイント」も
> 参考にしてください

いいところ探しワークシート　目安：45分	
ポイント	・外見だけでなく，できる人は，その人の内面的ないいところを探すよう促す。 ・実際にほめられて嬉しい気持ちや，自分では自覚していなかった"いいところ"があるという体験を共有する。
リーダー	「これからこれまで学んだことを生かして，みなさんでお互いの"いいところ探し"のワークをしたいと思います。一緒にプログラムに参加しメンバーのこれまでの色々なことを思い出しながら，その人のいいところを2つずつ書いて隣に回しましょう。絶対に読んで嫌な気持ちになることは書かないで下さい」
リーダー	一周したら自分へのコメントを各自読んでもらう。 「みなさん，いかがでしたか？　よければ感想を教えて下さい」
まとめ／宿題	
まとめ	「実際にほめられるととても嬉しい気持ちになりますね。普段，周りの人に感じている感謝や"素敵だな""いいな"と思う気持ちを言葉にして伝えることはとても大切です。伝えることによって人間関係もより良好になるでしょう。また，普段から意識して相手のよいところを探し，それを伝えるように心がけることも大切でしょう。みなさんほめ上手になれるといいですね」
感想	「今日の感想を1人一言ずつお願いします」
宿題	「今日の宿題はグループメンバーに話しかけ，直接ほめることです。次週どんな話をしたか報告して下さい」
帰りの会	p.11 参照

ワークブック (p.78)

78

振り返り／卒業式

今日で全20回のプログラムが終了になります。今までどのようなプログラムが行われたかおさらいをし、振り返ってみましょう。

1. おさらい

表20-1　おさらい

回	プログラム内容	概要	学んだこと
1	自己紹介		
2	コミュニケーションとは？		
3	あいさつ／会話を始める		
4	障害理解・発達障害とは？		
5	会話を続ける		
6	会話を終える		
7	ピア・サポート①		
8	表情訓練／相手の気持ちを考える		
9	感情のコントロール①（不安）		
10	感情のコントロール②（怒り）		
11	上手に頼む／断る		
12	社会資源		
13	相手への気遣い		
14	アサーション（非難や苦情への対応）		
15	ストレスについて		
16	ピア・サポート②		
17	自分の特徴を伝える①		
18	自分の特徴を伝える②		
19	相手をほめる		
20	振り返り／卒業式		

2. 振り返り

　プログラムの目的は、1. お互いの悩みを共有する、2. 新しいスキルを習得する、3. 自己理解を深める、4. より自分自身に合った「処世術」を身につける、5. 仲間と新たな体験をする、ことでした。皆さんはどのくらい目的を達成しましたか？振り返って発表してみましょう。

第20回 卒業式／振り返り

1. 始まりの会
2. ウオーミングアップ
3. 宿題報告：第19回宿題「グループメンバーに話しかけ，直接ほめてみる」を確認する。
4. プログラム

【概要・目的】	・全20回のプログラムのおさらい，振り返り ・卒業式（オプション）
準備するもの	ホワイトボード・筆記用具・クリップボード・ワークブック・ルール表
リーダー 教示	「今日で全20回のプログラムが終了になります。今までどのようなプログラムが行われたかおさらいをして，振り返ってみましょう」

1. おさらい　目安：15分

リーダー	「"1. おさらい"を見て下さい。1回目から19回目まで，どんなプログラムをやってきたのかが書かれています。それぞれ，どんなことを学び，難しかったのかを書いてみましょう」

2. 振り返り　目安：30分

ポイント	全プログラムを通して自分がどのように変化をしたのか，自己観察ができるよう促す。
リーダー	「プログラムの目的は，1. お互いの悩みを共有する，2. 新しいスキルを習得する，3. 自己管理を深める，4. より自分自身に合った"処世術"を身につける，5. 仲間と新たな体験をすることでした。皆さんはどのくらい目的を達成しましたか？ 振り返って，振り返りシートに記入して下さい」 「みなさんどのようなことができるようになったのか，どのようなことをがんばったのか教えて下さい」 メンバーに発表をしてもらう。

ワークブック (p.79)

❀ ふりかえってみましょう ❀

1. このプログラム中に、できるようになったことや頑張ったことを思い出して書いてみましょう。

まとめ	目安：55分
ポイント	形のあるものをもらうことで達成感を得てもらう。
感想	「このプログラムを通しての感想をお願いします」
まとめ	「20回で色々な内容に取り組んできました。苦手な分野も，得意な分野もあったと思います。自分は何が得意なのか，何が苦手なのかを自覚することが第1のステップです。得意なことはより得意に，苦手なことは工夫の仕方を考えることで生活しやすくなることにつながると思います。 このプログラムは自分自身がどのように工夫していくかを考えられる場でもありますが，同じような困り感をもった仲間と一緒にさまざまな意見を出し合うことで，刺激をもらったり，お互いに支え合うことのきっかけとなる場所でもあります。ここで得た出会いや経験をぜひ活かしていって下さい。長い間お疲れ様でした」

＜オプション＞　卒業式

一人ひとりに卒業証書（修了証）を渡す（可能であれば実施する）

＜賞状サンプル＞

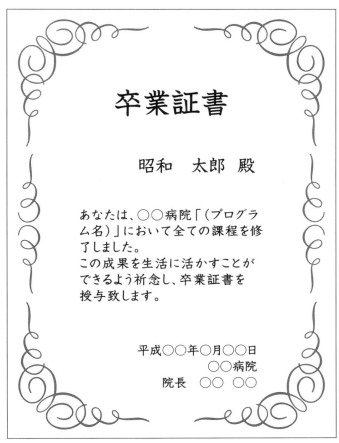

資料

資料1

プログラムの目的

1. お互いの思いや悩みを共有する
2. 新しいスキルを習得する
3. 自己理解を深める
4. より自分自身に合った「処世術」を身につける
5. 仲間と新たな体験をする

プログラムのルール

1. 積極的に発言をしましょう
2. グループ内で話し合ったことは、口外しないようにしましょう
3. 席を立つときは、一言声をかけるようにしましょう
4. 相手の意見を否定しないようにしましょう
5. 相手の話が終わってから、自分の話をしましょう

資料2　始まりの会 司会進行表

始まりの会　司会進行表

おはようございます。
これから「始まりの会」を始めます。

司会は〇〇で、書記は△△です。よろしくお願いします。

では1分間スピーチを始めたいと思います。1週間であった出来事や嬉しかったこと、関心を持ったことなどを話して下さい。

では、□□さんから始めて下さい。

皆さんから他に何かありますか？

これで、「始まりの会」を終わります。

みなさん、今日も1日宜しくお願いします。

資料3　帰りの会 司会進行表

帰りの会　司会進行表

お疲れ様でした。
これで今日のプログラムはおしまいになります。

皆さんから何か感想や、他の人に伝えたいことはありますか？

次回は〇月〇日です。
「始まりの会」の司会は△△さん、書記は口口さんです。
「帰りの会」の司会は☆☆さんです。

> 決まっていない場合は、募る。
> どなたかやっていただけませんか？？

よろしくお願いします。

それでは、みなさんお疲れ様でした。

資料4　第2回プログラム使用教材

資料4　第2回プログラム使用教材

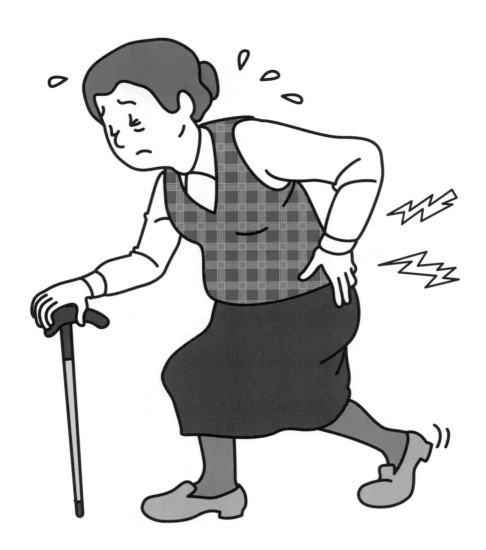

資料4　第2回プログラム使用教材

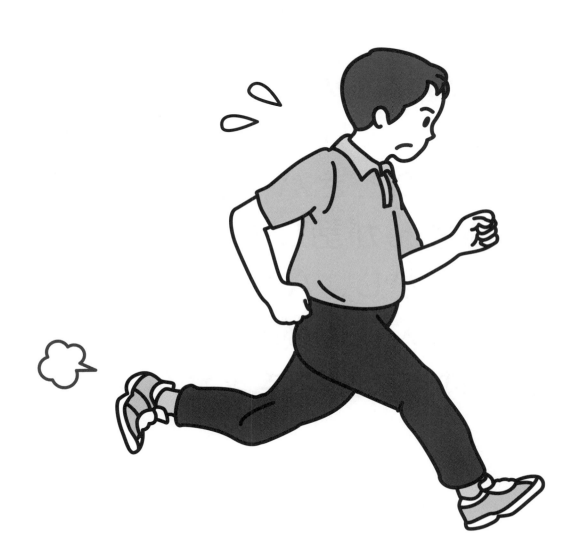

場面

Aさんは、バイト先で仕事が終わって帰ろうとしています。そのときバイト仲間であるBさんが話しかけてきました。しかし、Aさんはこのあと別の人との約束があり、あまりゆっくりできません。

資料5

Aさん、聞いてよ～。お客さんに怒られちゃった。私としては、良かれと思ってやったんだよ。もういやになっちゃうよ～。

資料5

そっか。大変なことがあったんだね。ごめんね、聞いてあげたいんだけど今は時間がないんだ。今度でも大丈夫？

資料5

その話、今じゃなくちゃだめ？

> 急いているから、また今度！

資料5

資料 5

えっ、大変だったね！
うんうん…へえ〜…
(最初は共感的に、だんだん気の
ない返事にしていく)

> そっか、うん、うん……
> (とりあえず聞いている。急いでいることは言わない)

資料5

資料5

そっか……大変だったね。
(とりあえず話を聞いてさりげなく話を終わらせようとする。少し歩き出す／時計を見る)

資料6　第7回プログラム使用教材

私、こんなことで困っています

私たちは日常生活の中で、さまざまな理由で困ったり、悩んだり、あるいは苦手なことをもっているものです。ここでは今まで皆様からいただいた意見を、＜対人関係＞＜状態＞＜自己管理＞という3つの領域に分けて挙げたので、参考にしてください。

【対人関係】
・話をうまく伝えられない。
　例）「頭の中で、話したいことをまとめられない」
　　　「話している最中に、何度も脱線してしまったり、話がごちゃごちゃになってしまうことが多い」
・親、きょうだいとの関係で悩んでいる。
　例）「親（きょうだい）に何でも頼ってしまい、迷惑をかけてしまう」
　　　「親（きょうだい）を無視したり、イライラしているときにあたってしまう」
　　　「ふだんから親に文句ばかり言っている自分が嫌だ」
　　　「親に悩みを相談したいが、どう切り出したらよいかわからない」
　　　「親に日頃の感謝の気持ちを伝えたいが、どう伝えたらよいのだろうか」
・友人との関係で悩んでいる。
　例）「話題がみつからなくて、気まずい沈黙が流れてしまうことが多い」
　　　「友達に近況について聞かれてしまい、なんと言っていいのか困窮してしまった」
　　　「友人がほしいが、どうすれば友達ができるのかわからない」
・仕事（アルバイト、作業所）先の人との関係で悩んでいる。
　例）「上司・同僚・部下との折り合いがつかない」
　　　「障害があることを職場に伝えて就労しようと思っているが、どこまで自分のことを伝えたらよいのだろうか」
　　　「休憩時間や飲み会などのときに、どう過ごしたらよいのか困ってしまう」
　　　「上司・同僚に相談したいことがあるのにうまく切り出せない」
・デイケアでの人間関係で悩んでいる。
　例）「デイケアで友人がほしいが、どうしたらよいのかよくわからない」
　　　「調子の悪いときに話しかけられると、どうしたらよいのかわからない」
　　　「休み時間をどう使ったらよいのか途方に暮れている」

【状態】
・感情がコントロールできないことで困っている。
　例）「イライラするとどうすることもできず、周りの人にあたってしまう」
　　　「怒ると見境なく暴力をふるってしまう（口論してしまう）」
　　　「たびたびパニックになってしまって相手を困らせる」
　　　「うつっぽくなってしまったとき、どうすればいいのかわからない」
・集中力が持続しない。
　例）「何かに取り組もうとしても、頭がぼーっとして集中できない」
　　　「周囲がざわついていると、集中できない」
　　　「興味がないことに対しては全くやる気がおきない（注意が持続しない）」
・身体が疲れやすい。調子が悪い日が多い。
　例）「毎日からだがだるくて困っている」
　　　「調子が悪いときは何をするのもおっくうになり、予定が崩れてしまう」

- **五感が過敏なため、さまざまな弊害がある。**
  例）「音に過敏なため、周囲がざわついていたり苦手な音が鳴っていると、集中が途切れる（聴覚）」
  　　「まぶしいところだと気分が悪くなってしまう（視覚）」
  　　「苦手な食べ物がたくさんあるので、栄養のバランスが偏ってしまう（味覚）」
  　　「人に触れられるのが嫌だが、肩に手を置かれたときなどどうすればいいのだろうか（触覚）」
  　　「人ごみが苦手で、人が多いところだとイライラしてしまう（目がチカチカする）」
- **食事に関する悩み。**
  例）「食欲がなくて困っている」
  　　「1回の食事量が多い、あるいは間食が多いため、体重が気になり困っている」
  　　「好き嫌いが多くて、周囲の目が気になるときがある」
- **嫌なことが忘れられず、不快な気分が続いてしまう。**
  例）「8年前のことなのに、嫌な思い出が頭をグルグルと駆け巡り調子が悪くなってしまうことがある」
  　　「以前起きた嫌なことがまるで今起きているかのように感じ、パニックになってしまうことがあり、そういったときにどうすればいいのか知りたい」
- **記憶力に関する悩み。**
  例）「相手の名前をなかなか覚えることができない」
  　　「作業を行うときなど、大切なことを伝えられても覚えきれずに困ってしまったことがある」
- **声を調節できない。**
  例）「声が小さくて、話が相手に聞こえないことが多い」
  　　「つい場にそぐわない大きさの声（例えば、ひそひそ話の最中に平常の声で話してしまう）を出してしまうことが多い」
  　　「早口なため、相手が聞き取れないと言われることがあって困っている」
- **同時処理が苦手。**
  　　「メモをしながら相手の話を聞くことが苦手」

【自己管理】
- **睡眠に関して困っている。**
  例）「朝、自分で決めた時間に起きられない／起きるまでに時間がかかる」
  　　「夜なかなか寝付けない／途中で目が覚めてしまう／嫌な夢を何度も見る」
  　　「つい昼寝をしてしまい、夜眠れなくなってしまう」
  　　「毎日の安定した睡眠リズムを作ることができない」
- **スケジュール（自分の時間）を管理できない。**
  例）「優先順位を立てて、順序よく取り組むことができない」
  　　「やらなくてはならないことがあっても、最初の一歩が踏み出せない」
  　　「デイケアや仕事などで、決められた時間に到着していないことが多い」
- **部屋を片付けられない。**
  例）「部屋がかなり散らかっている」
  　　「散らかっている部屋をどう片付けてよいのかわからない」
  　　「部屋を片付けようという気になれない。どうすれば片付ける気構えができるのか」
- **お金の管理ができない。**
  例）「お金を1か月にどれだけ使っていいのかわからない」
  　　「一定期間に使っていい金額が決まっていても、計画してお金を使うことができない」
  　　「手当たり次第に手持ちのお金を使ってしまう」
- **服装等の身だしなみについて。**
  例）「毎日同じ服を着てしまい、周囲に指摘されることがある」
  　　「毎日どのような服を着ればよいのかよくわからない」
  　　「身体の臭いを指摘されたことがあり、なんとかしたい」
  　　「お風呂が嫌い。どうしたら好きになれるのか」

資料7

母親に「あなたのことは
とても大切よ」と言われた

資料7

大好きなあの子から
デートの誘いを受けた

資料7

去年の手帳を見ていたら2000円が出てきた

資料7

「とてもよくできている」と
取り組んだ課題をほめられた

資料7

大好きなアイドルがテレビ番組に出演している

資料 7

趣味に没頭しているとき

資料7

乗り換えがとても
スムーズだったとき

資料7

アイスで一本当たりが出た

資料7

身につけているものを
ほめられた

資料　181

資料7　第9・10回　感情のコントロール①②（不安・怒り）

<感情の温度計>

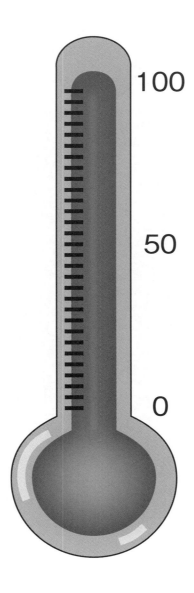

資料7　第9・10回　感情のコントロール①②（不安・怒り）

＜身体の変化＞

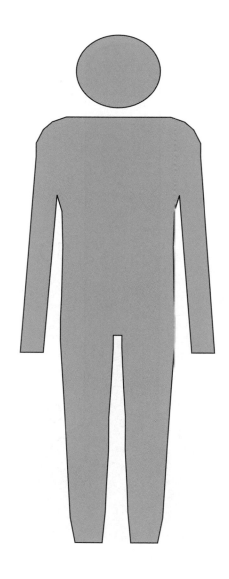

資料8　第11回プログラム使用教材

場面

Aさんは書類を作成する仕事を任されました。頑張って作成をしたものの、得意ではない表計算ソフトを使う内容だったため、あまり自信がありません。正式に提出する前に、同僚であるBさんに見てほしいと思っていますが、Bさんはパソコンを使って作業をしています。

> 資料8
>
> Bさん、ここの表の調整がうまくいかないんだけど…(話し続ける)

資料8

Bさん、この書類チェックしてください。

> Bさん、ちょっといい？（BさんOK）
> この書類チェックしてください。

資料8

資料8

Bさん、今大丈夫？？(BさんOK)
実は、今書類を作成しているんだけど、ちょっと自信がなくて…少し目を通してもらえると嬉しいんだけど。

……
（Bさんが忙しいと判断し、声を
かけない）

資料8

> 資料8
>
> Bさん、ご多忙中恐れ入りますが、この書類の不備をご指摘していただければ幸いです。

やっとおわったよ〜、ちょっとこれ見といてくれない？（書類を渡す）

資料8　第11回プログラム使用教材

場面

上司のBさんがAさんに急に残業をしてほしいと頼んできました。しかし、Aさんは定時で帰り上京する伯父さんを迎えに行く約束をしています。断りたいと思っています。

資料8

申し訳ないのですが、今日はあまり気乗りがしなくて。

資 料 193

資料8

いです。

資料8

ちょっと無理です。
伯父を迎えに行くので。

資料 8

いやあ、急に言われても困ります。いやあ……

資料8

申し訳ないのですが、伯父を迎えに行かなくてはならなくて…伯父はこの辺りに不慣れなもので…（本当は不慣れではない）

資料 8

大変申し訳ありません。
お手伝いしたいのですが、
所用がありまして…明日なら
できると思います。

資料8

いや〜、今日ですかあ。
今日はちょっとおぉ〜…

資料9　第14回プログラム使用教材

場面

Aさんは食事に行こうとBさんを誘おうとしましたが、Bさんは忙しそうにしていたので、誘うのを諦め、他の友達と食事に行きました。次の日、Bさんが話しかけてきました。

> 資料9
>
> いやいや、誘おうと思ったんだけど、忙しそうだったからさあ。

資料 6

ごめん…

> そんな怒らなくてもいいじゃん！
> 私としても気を遣ったんだよ！

資料9

資料9

ごめんね。帰る時に忙しそうにしていたから、誘いづらかったんだ。

【参考文献】

Attwood, T. 辻井正次監修：ワークブック アトウッド博士の〈感情を見つけにいこう〉1 怒りのコントロール．明石書店, 2008.

Attwood, T. 辻井正次監修：ワークブック アトウッド博士の〈感情を見つけにいこう〉2 不安のコントロール．明石書店, 2008.

池田望, 中野育子, 足立千啓：青年期アスペルガー症候群に対するグループ支援．集団精神療法, 22 (2)；153-157, 2006.

井上悟：広汎性発達障害デイケアにおけるプログラムコンセプト．デイケア実践研究, 12 (2)；61-64, 2008.

中村干城, 井出孝樹, 田中祐：都立精神保健福祉センターにおける広汎性発達障害者のコミュニケーション・トレーニング・プログラムについて．デイケア実践研究, 12 (2)；65-72, 2008.

米田衆介：自閉症スペクトラムの人々に向けたSST．精神療法, 35 (3)；318-324, 2009.

伊藤順一郎編：研究から見えてきた, 医療機関と連携した援助付き雇用の支援のガイドライン．独立行政法人国立精神・神経医療研究センター精神保健研究所社会復帰研究部, 2015.

五十嵐美紀, 横井英樹, 加藤進昌他：発達障害デイケアにおけるプログラムの開発．財団法人明治安田こころの健康財団研究助成論文集, 45；134-141, 2009.

五十嵐美紀, 横井英樹, 加藤進昌他：アスペルガー障害に対するデイケア．精神科, 16 (1)；20-26, 2010.

五十嵐美紀：発達障害者の就労につなげる社会資源．最新医学, 68 (9月増刊号)；2198-2206, 2013.

五十嵐美紀, 横井英樹, 小峰洋子他：成人期発達障害専門デイケアの取り組み．精神科臨床サービス, 14 (3)；403-410, 2014.

梅永雄二：自閉症スペクトラム障害の人に合った職種のマッチングと企業サイドへの理解・啓発．精神療法, 39 (3)；382, 2013.

梅永雄二：発達障害児者の就労支援．総合リハビリテーション, 42 (9)；843, 2014.

加藤進昌：ササッとわかる「大人のアスペルガー症候群」との接し方．講談社, 2009.

加藤進昌：大人のアスペルガー症候群．講談社＋α文庫, 東京, 2012.

学校法人昭和大学：平成25年度厚生労働省障害者総合福祉推進事業．青年期・成人期発達障害者の医療分野の支援・治療についての現状把握と発達障害を対象としたデイケア（ショートケア）のプログラム開発．http://www.mhlw.go.jp/stf/seisakunitsuite/bunya/0000067344.html

学校法人昭和大学：平成26年度厚生労働省障害者総合福祉推進事業．成人期発達障害者のためのデイケア・プログラムに関する調査について．http://www.mhlw.go.jp/stf/seisakunitsuite/bunya/0000099378.html

障害者職業総合センター：医療機関における精神障害者の就労支援の実態についての調査研究．2012；資料シリーズNo.71.

障害者職業総合センター：発達障害者の職業生活への満足度と職場の実態に関する調査研究．2015；調査研究報告書No.125.

横井英樹, 五十嵐美紀, 加藤進昌：発達障害の心理教育．臨床精神医学, 39 (6)；809-814, 2010.

横井英樹, 五十嵐美紀, 加藤進昌：成人発達障害デイケアにおける支援の工夫．精神科臨床サービス, 11 (2)；202-206, 2011.

横井英樹, 五十嵐美紀, 岩波明, 加藤進昌：成人ASDのデイケア．精神科, 21 (6)；692, 2012.

横井英樹, 五十嵐美紀, 加藤進昌：発達障害患者への心理教育．日精協誌, 32 (6)；41-46, 2013.

横井英樹：自閉症スペクトラム障害のデイケア．最新医学, 68巻9月増刊号；2215-2224, 2013.

横井英樹, 五十嵐美紀：デイケアと発達障害の就労支援．精神科, 28 (2)；127-132, 2016.

横井英樹, 月間紗也, 内田侑里香, 加藤進昌：精神科デイケアにおける発達障害者への心理社会的支援．日精協誌, 35 (4)；45-50, 2016.

日本デイケア学会編集：新・精神科デイケア Q&A．中央法規, 東京．2016.

［監修］
加藤進昌　　昭和大学発達障害医療研究所　所長／公益財団法人神経研究所晴和病院　理事長

［執筆・編集］
横井英樹　　昭和大学発達障害医療研究所　臨床心理士
五十嵐美紀　昭和大学発達障害医療研究所　精神保健福祉士
小峰洋子　　昭和大学発達障害医療研究所　臨床心理士
内田侑里香　昭和大学発達障害医療研究所　臨床心理士
月間紗也　　昭和大学発達障害医療研究所　臨床心理士

［作成協力］
石川幾子　　昭和大学附属烏山病院　看護師
大岡由理子　昭和大学附属烏山病院　看護師
川畑啓　　　昭和大学附属烏山病院　作業療法士
佐藤さちこ　昭和大学附属烏山病院　看護助手
霜山祥子　　昭和大学附属烏山病院　臨床心理士
花田亜沙美　昭和大学附属烏山病院　作業療法士
福島真由　　昭和大学附属烏山病院　看護師
宮田賢　　　昭和大学附属烏山病院　看護師

昭和大学附属烏山病院　専門プログラム参加メンバー

大人の自閉症スペクトラムのためのコミュニケーション・
トレーニング・マニュアル

2017年4月11日　初版第1刷発行
2023年3月13日　初版第3刷発行

監　　修　加藤進昌
執筆・編集　横井英樹，五十嵐美紀，小峰洋子，内田侑里香，月間紗也
発行者　　石澤雄司
発行所　　㈱星 和 書 店
　　　　　〒168-0074　東京都杉並区上高井戸1-2-5
　　　　　電話　03（3329）0031（営業部）／03（3329）0033（編集部）
　　　　　FAX　03（5374）7186（営業部）／03（5374）7185（編集部）
　　　　　http://www.seiwa-pb.co.jp
印刷・製本　中央精版印刷株式会社

ⓒ 2017　加藤進昌／星和書店　　Printed in Japan　　ISBN978-4-7911-0951-7

・本書に掲載する著作物の複製権・翻訳権・上映権・譲渡権・公衆送信権（送信可能化権を含む）は
　(株)星和書店が保有します。

・ JCOPY 〈(社)出版者著作権管理機構　委託出版物〉
　本書の無断複製は著作権法上での例外を除き禁じられています。複製される場合は，そのつど事前に
　(社)出版者著作権管理機構（電話03-3513-6969, FAX 03-3513-6979, e-mail：info@jcopy.or.jp）
　の許諾を得てください。

おとなの発達症のための医療系支援のヒント

今村明 著
A5判　240p（CD-ROM付き）　定価：本体2,800円+税

発達症／発達障害の診療を長年続けてきた著者が日々試行錯誤しながら実践してきたことを詳細に記述した「覚え書き」は、診断・支援の貴重なヒントとなる。紹介したツールの一部を収めたCD-ROM付き。

成人アスペルガー症候群の認知行動療法

ヴァレリー・L・ガウス 著
伊藤絵美 監訳
吉村由未，荒井まゆみ 訳
A5判　456p　定価：本体3,800円+税

アスペルガー症候群が知られる以前に成長し成人となり，アスペルガー症候群やそれによる二次障害で苦しんでいる当事者に，認知行動療法を中心とする援助を提供するための包括的なガイド。

自閉スペクトラム症の理解と支援

本田秀夫 著
四六判　248p（DVD付き）　定価：本体1,800円+税

発達障害を持つ人との二十余年にわたる臨床経験に基づき、すべてのライフステージをまたいだ自閉スペクトラム症の概観を、豊富な事例を盛り込み解説。支援のヒントが満載。本講義を収録したDVD付き。

発行：星和書店　http://www.seiwa-pb.co.jp